脳のはたらきと
行動のしくみ

八田 武志著

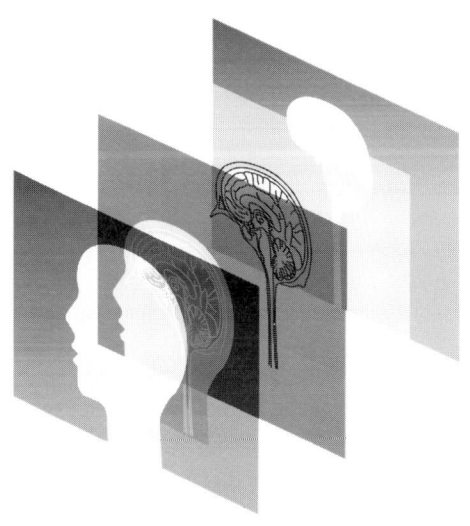

医歯薬出版株式会社

This book is originally published in Japanese
under the title of :

NOH NO HATARAKI TO KODO NO SHIKUMI
(Brain and Behavior)

HATTA, Takeshi
   Professor, Faculty of Health and Welfare,
   Kansai University of Welfare Sciences
©2003 1st. ed.

ISHIYAKU PUBLISHERS, INC.
   7-10 Honkomagome 1 chome, Bunkyo-ku,
   Tokyo 113-8612, Japan

まえがき

　本書は1990年に初版を出版した『脳と行動のしくみ』を加筆・修正・改題し，新版としてまとめたものである．もともと初版は，筆者が行う神経心理学関連の講義を学生諸君が理解しやすいように，補助的な脳科学の入門書として上梓したものである．そのために文系の大学生を対象に，脳にかかわる最低限の知識をわかりやすく記載したいと考えた．当時，脳科学の入門書に類するものがないわけではなかったが，そのほとんどは医学系の専門家の手によるものであり，入門書としては文系の学生には敷居の高いものであった．筆者のような，もともと文系の人間がまとめた脳に関する入門書ということで，どこか違いがあったのであろう，初版以来8刷と増刷を重ね，多くの読者を得ることができた．

　初版からすでに10年以上の年月が経った．1990年代が"脳研究の時代"と称されたことからも明らかなように，その間に脳科学の研究は目覚ましい進展を遂げた．特に，分子生物学の分野と脳画像診断法（brain imaging）による脳研究への貢献は著しく，初版に記載した記述に修正が必要な箇所も散見されるようになった．また，実際に筆者が講義のテキストとして使用した経験からも，加筆すべき箇所や削除してもよいと考えられる記述も目につくようになり，改訂しなければなるまいと考えていた．

　医歯薬出版の吉田邦男氏からも数年前から改訂のすすめを受けていたが，勤務先を変更したことや新しい勤務先での生活が生み出すさまざまな多忙さに紛れてなかなか着手するに至らなかった．吉田邦男氏には2002年春には改訂版の原稿を準備すると約束し，自分を規制してみたが，頓挫してしまい迷惑をかける羽目になった．

　本書はこのような背景のもとで，修正すべき箇所を中心に前書に加筆したものである．前述したように脳研究は現在も日進月歩の状況にあり，教科書として"何を選択し，何を記述するか"だけでなく，書物としての"目的"も考慮せねばならず，情報の取捨選択は容易なことではない．本書は，現時点で筆者

が必要と考える最低限の情報を記載したつもりであるが，筆者の能力の足りなさを露呈するだけかもしれない．そこは，読者の教示を仰いで，改めるべきは逐次改めたいと考えている．

　『脳と行動のしくみ』と同様に多くの読者を得て，脳と行動との関係に興味を抱く学生の助けとなれば，と考えている．本書の出版に当たっては，吉崎一人，川上綾子，岩原昭彦，渡辺はま，伊藤保弘の諸氏の協力を得たことを記してお礼を申し上げる．

2003年9月

八田武志

謝　　辞

　我が国でも神経心理学の入門書と称する著書は出版されているが，たいていは医師向けの専門書に類するもので，私の考えているわかりやすい本当の意味での入門書は見当たらない．そこで，学部学生および脳の働きについて関心のある人を対象に，平易な入門書を著すことにした．

　神経心理学が重要な学問領域として定着し，正式に講座が設けられている欧米諸外国には，私の言うような入門書もあり，翻訳も考えないではなかったが，医歯薬出版の吉田邦男氏のお勧めもあり自分でまとめることにした．ご好意に改めてお礼申し上げたい．J. G. Beaumont 著 Understanding Neuropsychology, Basil Blackwell, 1988 は私の考えているものに近く，大変参考になった．本書の中にもいくつか図表を引用させてもらった．快く引用を許可して頂いた畏友Beaumont 教授と出版社にお礼申し上げる．その他，たくさんの図表をいろいろな著書から引用させてもらった．お許しを頂いた岩波書店はじめ多くの著者，出版社にお礼申し上げる．

　神経心理学は広範な領域を含んでおり，著者ひとりの力でこの本が上梓できたわけではない．ホルモンの部分は広沢巌博士（山口大学医学部），失語・失行の部分は元村直靖博士（大阪医大）に原稿を読んでもらい貴重なご意見を頂いた．また，宮井一郎博士（大阪大学医学部）にはＣＴおよびＭＲＩ写真を提供していただいた．厚くお礼を申し上げたい．このように多くの諸先生の協力を得たが，言うまでもなく本書の記載については著者にのみすべての責任がある．果たしてねらいどおりの本と言えるか自信はないが，誤った記述や理解しにくい箇所については是非ご意見をお聞かせ頂きたい．

　最後になるが，難病を恨むことなく病み終え旅だった母，八田玉枝にこの本を捧げ感謝の気持ちに代えたい．

2003年10月

八田武志

目　次

　　　　まえがき……………iii　　謝　辞………………v

序　章　神経心理学とは …………………………………… *1*
　1．神経心理学とは ………………………………………… *2*
　2．神経心理学の誕生 ……………………………………… *2*
　3．神経心理学の研究分野 ………………………………… *3*
　　1．臨床神経心理学 …………………………………… *4*
　　2．実験神経心理学 …………………………………… *6*
　　3．比較神経心理学 …………………………………… *7*
　4．本書の構成と目的 ……………………………………… *8*

第1章　中枢神経系の基礎知識 …………………………… *11*
　1．中枢神経系の解剖学的構造 …………………………… *12*
　　1．神経系の構造 ……………………………………… *12*
　　2．脳の構造 …………………………………………… *14*
　　　　1）大脳……*18*　　2）脳幹……*21*　　3）脳神経……*21*
　　　　4）小脳……*22*　　5）脊髄……*22*
　2．遺伝子と化学物質 ……………………………………… *24*
　3．神経細胞とシナプス …………………………………… *25*
　　1．神経細胞 …………………………………………… *26*
　　2．神経伝達とシナプス ……………………………… *28*
　4．神経回路・神経伝達物質 ……………………………… *32*
　　1．神経回路 …………………………………………… *32*
　　2．神経伝達物質 ……………………………………… *33*
　5．脳の領野 ………………………………………………… *35*
　　1．前頭葉 ……………………………………………… *36*
　　2．頭頂葉 ……………………………………………… *36*
　　3．側頭葉 ……………………………………………… *37*
　　4．後頭葉 ……………………………………………… *37*
　6．機能システム …………………………………………… *37*
　　1．運動コントロール ………………………………… *37*

　　　　2．自動性 ………………………………………………………… *39*
　　7．ホルモン …………………………………………………………… *39*
　　　　1．内分泌系の構造 ……………………………………………… *39*
　　　　2．神経系と内分泌系の関係 …………………………………… *41*
　　　　3．性ホルモン …………………………………………………… *43*
　　8．自律神経系 ………………………………………………………… *45*

第2章　大脳皮質 ……………………………………………………… *47*
　　1．大脳皮質の機能 …………………………………………………… *48*
　　　　1．機能の局在 …………………………………………………… *48*
　　　　2．脳の部位と機能 ……………………………………………… *50*
　　　　3．脳の機能区分 ………………………………………………… *50*

第3章　脳損傷と行動 ………………………………………………… *55*
　　1．脳損傷の原因 ……………………………………………………… *56*
　　　　1．神経学的障害 ………………………………………………… *56*
　　　　2．脳外傷 ………………………………………………………… *56*
　　2．大脳皮質の障害 …………………………………………………… *57*
　　　　1．失認症 ………………………………………………………… *57*
　　　　2．失語症 ………………………………………………………… *60*
　　　　3．言語システムと機能 ………………………………………… *62*
　　　　　　1）ブローカ失語……*62*　　2）ウェルニッケ失語……*63*
　　　　　　3）伝導失語……*64*　　4）失名詞……*65*
　　　　　　5）超皮質性失語……*65*　　6）全失語……*65*
　　4．失行症 ……………………………………………………………… *67*
　　5．注意障害 …………………………………………………………… *70*
　　6．読み書き障害 ……………………………………………………… *71*
　　7．運動コントロール ………………………………………………… *73*

第4章　ラテラリティ ………………………………………………… *77*
　　1．離断脳研究 ………………………………………………………… *79*
　　2．解剖学的差異 ……………………………………………………… *81*
　　3．ラテラリティの研究法 …………………………………………… *82*
　　　　1．視覚機能の研究法 …………………………………………… *83*
　　　　　　1）視野差と脳機能……*83*　　2）瞬間提示法……*83*

3）瞬間提示法の問題点……85
　2．聴覚機能の研究法 …………………………………………… 86
　　　1）両耳分離聴テスト……86
　　　2）両耳分離聴テストのメカニズム……88
　　　3）両耳分離聴テストの裏づけ……89
　3．触覚機能の研究法 …………………………………………… 91
　　　1）両手同時提示テスト……91
　　　2）触覚検査のメカニズム……92
4．健常成人のラテラリティ ………………………………………… 93
5．近年のラテラリティ研究 ………………………………………… 93
　1．処理水準と機能差 …………………………………………… 94
　2．処理方略と機能差 …………………………………………… 94
　3．聴覚機能のラテラリティ ……………………………………… 95
　4．左右脳機能の相互作用 ……………………………………… 95
　5．性差 …………………………………………………………… 98

第5章　皮質下 ……………………………………………………… 99

1．情動 ………………………………………………………………… 100
　1．情動知覚の理論 ……………………………………………… 100
　2．情動の受容理解 ……………………………………………… 102
　3．情動の表出，情動反応 ……………………………………… 104
　4．攻撃性 ………………………………………………………… 106
2．覚醒と睡眠 ……………………………………………………… 107
　1．覚醒のメカニズム ……………………………………………… 108
　2．睡眠 …………………………………………………………… 110
　3．特殊な覚醒状態 ……………………………………………… 113
3．動機づけ ………………………………………………………… 115
　1．欲求，動因，報酬 …………………………………………… 115
　2．摂食行動 ……………………………………………………… 117
　3．性行動 ………………………………………………………… 119

第6章　視覚と聴覚と体性感覚 ………………………………… 123

1．視覚 ……………………………………………………………… 124
　1．視覚系の構造 ………………………………………………… 124
　2．視感覚の処理 ………………………………………………… 129

3．末梢での分析………………………………………………… *130*
　　　4．強度，パターン，運動……………………………………… *131*
　　　5．色……………………………………………………………… *133*
　　　6．奥行き………………………………………………………… *135*
　2．聴覚……………………………………………………………………… *136*
　　　1．聴覚系の構造………………………………………………… *137*
　　　2．聴覚の処理…………………………………………………… *140*
　　　　1）音の高低……*140*　　2）音の大きさ……*141*
　　　　3）音色……*141*　　4）音源の定位……*141*
　3．触覚……………………………………………………………………… *142*
　　　1．触覚受容器…………………………………………………… *142*
　　　2．中枢性コントロール………………………………………… *145*

第7章　神経心理学の研究法………………………………… *147*

　1．脳損傷による研究……………………………………………………… *148*
　2．電気刺激法……………………………………………………………… *149*
　3．画像診断法……………………………………………………………… *149*
　　　1．ポジトロンCT（陽電子断層撮影：PET）……………… *149*
　　　2．CTスキャン………………………………………………… *151*
　　　3．磁気共鳴映像法（MRI）…………………………………… *152*
　　　4．機能的核磁気共鳴画像（fMRI）…………………………… *153*
　　　5．光トポグラフィ……………………………………………… *154*
　4．電気生理学的方法……………………………………………………… *154*
　　　1．脳波（EEG）………………………………………………… *154*
　　　2．事象関連電位（ERP）……………………………………… *156*
　　　3．脳磁図（MEG）……………………………………………… *158*
　5．神経心理学的検査……………………………………………………… *158*
　6．脳機能検査法の効用と限界…………………………………………… *159*

引用文献………………………………………………………………………… *163*
図題一覧………………………………………………………………………… *171*
和文索引………………………………………………………………………… *175*
欧文索引………………………………………………………………………… *183*

序章
神経心理学とは

主な項目
1. 神経心理学とは　　2. 神経心理学の誕生
3. 神経心理学の研究分野　　4. 本書の構成と目的

学習のポイント
　19世紀後半，ヨーロッパでは脳損傷とそれがもたらす行動上の障害との関係を究明する目的で大脳病理学とよばれる研究分野が生まれた．その代表的な研究は失語症や失行症の研究である．この章では大脳病理学とよばれた研究分野が神経心理学へと名前を変える経緯や現代の神経心理学の研究分野についての理解を進める．

1. 神経心理学 (neuropsychology) とは

　今日のように科学が進歩し，めざましい文明の進歩による恩恵を受ける時代になっても，人間が複雑な生き物であることに変わりはない．他人を感動させる言葉を語り，身体を震わす美を創造する人間は，一方で考えられないような残虐な行為をする．このようなすばらしい，そして謎に満ちた人間の行動を支配するのは，わずか 1,300 g たらずの人間の脳である．

　私たちはこの小さな脳がさまざまな人間の行動を支配することを知っているものの，その中身についてはよく知らない．というより，まだ十分にわかっていないのである．しかしながら，脳の研究は50年ほど前からめざましく進展している．神経心理学は心理学の一分野として，このような脳の研究の一翼を担うものとして発展してきた学問領域である．

　19世紀後半から，現代心理学はヴント（Wundt, W.）を先駆けとして複雑極まりない人間の行動を科学的に理解しようと努力してきたが，神経心理学はその関連する研究領域の一つとして，特に「ある行動が生じるのは脳のこれこれの働きによる」というような，脳とそれが生み出すもの（行動）との関係の理解をめざすものである．したがって，現代心理学と医学との学際的研究領域の学問ということができる．

　人間の，言語，思考，学習，記憶，情動，知覚，対人関係などが，どのように生じ，維持されるのか，そのときに脳はどのような形で関係するのかなど，神経心理学の研究領域は広い範囲にまたがっている．

2. 神経心理学の誕生

　脳とそれが生み出すもの（行動）との関係の理解をめざす神経心理学は，その端緒を19世紀後半のブローカ（Broca, P.）の研究に持つといえよう．彼は，今日ブローカ領野とよばれる左下前頭回の組織の欠落が失語症の症状をもたらすことを1861年に報告した（図3-3 参照）．このことで，それまでの「脳は独

立して機能する多くの個別化した器官からなる」とする局在説と,「脳は全体として機能し,部位による違いはない」とする等能力説との論争に終止符をうったのである.その後,脳の損傷部位と機能欠損との関係を検討する研究は,ウェルニッケ（Wernicke, C.）による1874年の左側頭葉上部損傷と言語障害,1885年のリヒトハイム（Lictheim, K.）の言語モデルに代表されるように,失語症,失行症,失認症などの研究を生み,大脳病理学（brain pathology）という名称のもとで発展した.

しかし,当時大脳病理学とよばれた研究の方法論は剖検がもっぱらで,限界があったこともあり,20世紀に入り低迷した.ところが,1960年代以降,①脳研究法の飛躍的進歩,②学際化,③離断脳研究の出現の3要素がからみ合って,今日に至るような学問領域の拡大化が生じた.学問領域の拡大に伴って,1960年代には大脳病理学よりも神経心理学の名称を冠するほうが適切とみなされるようになった.1963年の「*Neuropsychologia*」,1963年の「*Cortex*」に端を発する専門学術雑誌の誕生はその裏づけと言えよう.今日,神経心理学（neuropsychology）の名称をつけた学術雑誌や関連学術誌は20種以上となっていることからも,神経心理学の研究分野の拡大と隆盛がうかがえる.

3. 神経心理学の研究分野

最近では第7章で紹介するCTスキャンやMRIなど頭の中の組織構造の変化を画像化する技術が急速に進歩してきた.また,PETやfMRIのように,生きている人間の脳機能を推論する技術も一般化してきた.そのために,脳損傷の部位について,より正確で詳細な情報や脳機能の様相についての知見が得られるようになっている.このような最新の技術を利用しながら,神経心理学者は個々の脳損傷患者の損傷部位の特定や,損傷についての詳しい診断に有用な貢献を続けている.

また,まだ不十分ではあるが,脳損傷患者の失われた技能の再獲得や補償的な技能の獲得などに有効な方法を開発するために,正確な心理学的用語での障害の記述に基づく脳損傷者の認知機能のリハビリテーション計画の開発などに

も貢献が始まっている．

　ところで，このように重要な研究分野である神経心理学はどのようにして脳と行動との関係を解明しようとしているのであろうか．もう少し詳しく神経心理学の研究領域をみてみることで，この問いに答えることにしよう．

　神経心理学の研究分野は，人間を研究対象にする「臨床神経心理学」と「実験神経心理学」の二つと，動物を研究対象にする「比較神経心理学」に分けることができる．臨床神経心理学は脳損傷患者を対象にする臨床研究であり，実験神経心理学は健常者を対象にした実験研究である．このような分類が明確にできない場合もあるが，それぞれ研究方法には特徴があり，各研究分野の紹介は神経心理学についての理解を助けることになろう．

1．臨床神経心理学 (clinical neuropsychology)

　臨床神経心理学は脳に損傷をもつ人間を扱う．脳の損傷は脳腫瘍や脳卒中など病気によるもの，交通事故など外傷によるもの，あるいはガス（CO）中毒によるものなどさまざまな場合が考えられる．不幸にしてある人が脳損傷を受けた場合，病院では知能検査，性格検査，運動機能の検査などが行われ，脳のどの部位が損傷による影響を受け，どのような心理学的機能が損なわれるようになったかが検討される．

　このような検討は，患者の示す障害を心理学的な用語で記述したり，脳のどの部位に損傷があるのかを推定したり，さらには人間の心理学的機能が脳の中でどのように生み出されるのかを考えるために行われるのである．その具体化には研究者によって，あるいは研究者が背景にもつそれぞれの国の学問的伝統によって，方法論に差異がみられ，次のような特徴がある．

　アメリカの研究者はシステム・アプローチ依存型の方法論を好み，旧ソ連の研究者は症例研究依存型，イギリスなどヨーロッパの研究者はその中間型であるといえる（表1）．わが国はどちらかというとアメリカの影響が強い．

　アメリカ流の研究は，個人差の心理学の影響を受けて，人間の能力の心理学的モデルにかかわるような検討が多い．すなわち，要素としての心理学的能力を測定すると考えられる検査を多く用いる．何時間もかけて，神経心理学的検

表1　臨床神経心理学のアプローチ

国	特　徴
アメリカ	長所：各種機能の総合的検討 　　　能力の心理学的モデルに基づいた検討 　　　各種の検査結果の統合が可能 短所：検査が厄介で，無駄が多い 　　　障害者より健常者の機能モデルに依存している 　　　個別症例への当てはまりに問題がある
旧ソ連	長所：適切な検査器具を選択できる 　　　臨床技術を広範に使用する 　　　障害者の機能モデルに基づいている 短所：標準化された検査が使用されないので基準が曖昧 　　　臨床技術に依存しすぎるきらいがある 　　　行動の質は検討できるが量的検討に弱い
イギリス	長所：患者の個々の障害に焦点を当てることができる 　　　心理計量学的な統計的分析ができる 　　　患者個人の障害についてのモデルを発展させることができる 短所：研究は断片的で組織的でない 　　　たまたま使う検査に依存しすぎる 　　　不適切な検査手続きであっても依存しすぎるきらいがある

(Beaumont, G. 1988)

査バッテリー（種々の検査の組み合わせたもの）を実施し，患者の能力を組織的に測定する．標準化された検査によって言語能力，知覚能力，学習能力，運動能力，思考能力など，人間の知性を構成するいろいろな要素についての情報を得て，患者の障害や残存能力についての正確な分析と診断が行われる．診断の効率を上げるために，多重回帰など統計学的手法の活用も行われている．

これに対して旧ソ連の研究者は，脳の仕組みについての理論を構成するのに特定の患者を詳細に吟味・検討する症例研究という手法を好んで使う．このとき，必ずしも標準化された検査が使われるとは限らず，研究者が必要とする検査が用いられる．心理学的検査と併用するかたちで，自律神経系の反応や脳波などの生理心理学的なあるいは電気生理学的な指標が用いられるのも特徴の一つといえるかもしれない．

イギリスの神経心理学はアメリカと旧ソ連の中間にあたるといえそうであ

る．イギリスでは標準化された検査を用いようとする傾向はあるが，検査の選択はより実際的である．患者の各種能力を「個別に，そして実験的に」検討しようとしたり，脳損傷の部位などについて何か基準を設けて，等質の患者を集め統制された方法で検討しようとする傾向が強い．グループとしてのデータを得ようとする研究が多いが，個別の患者について標準化された検査が，患者のもつ障害を記述するのに使用されることも多い．

このような3種類の研究の特徴は表1のような長所と短所を併せもつことになる．

2．実験神経心理学 (experimental neuropsychology)

実験神経心理学の研究は，脳に損傷を受けていない健常者を対象にして研究が行われる．脳の損傷がもたらす人間行動への影響の分析から，脳の働きを考える臨床神経心理学の論理は簡単でわかりやすいが，問題がないわけではない．通常，脳損傷は脳の局所的な損傷であっても，その損傷は脳の他の部位に何らかの影響を及ぼしているはずであり，もたらされた障害が単純に脳のその部位の働きを反映しているのかどうかは断定しにくい．また，脳損傷を生じた人間が示す知能，人格，年齢などの個人差の影響を考えなければならず，一つとして同一の脳損傷はないことも検討を複雑にする．さらには，脳がもつ可塑性のために，損傷によって働きが以前とは変わってしまっていることも考えられる．したがって，臨床神経心理学が提出した脳の働きのモデルについて，健常者で確認することが必要な場合がある．

もちろん健常者を対象とすることで実験的検討は容易になり，独自に脳の働きを検討することもできる．ダイモンド（Dimond, S. J.）が指摘したように，神経心理学は「脳とそれが生み出すもの」との関係を明らかにするために，脳損傷者での研究，健常者での研究，動物を対象とする研究のどれもが不可欠なのである（Dimond, 1978）．

実験神経心理学の研究は，使用される方法から，①左右脳機能差研究での刺激提示法に関するもの，②個人差に関するもの，③脳画像診断のような特殊な技法を使用するもの，にそれぞれ分類することができる．最近では脳画像診断

に関する研究の数が急増している．

　刺激提示法に関するものは，実験心理学研究者が中心で最も研究の数が多い．第4章で紹介する瞬間提示法，両耳分離聴テストなどの方法を用いて行われる研究である．いずれの場合でも，提示される刺激法はそれぞれ視覚，聴覚，触覚の神経伝達路の解剖学的特徴をその研究法の論理的基礎として，左右の脳機能差が検討されている．方法論に弱点がないわけではないが，膨大な数にのぼる研究結果は比較的まとまっており，心理学的な機能と脳の関係についての理解に貢献している．

　個人差に関する研究には，利き手，性差，能力差などを扱ったものが多い．①左利きの脳の働きは右利きの場合とどのような違いがあるか，②男性と女性の脳の働きは同じか，③人間の能力差を脳機能で説明できるか，さらには④性格が類型化できるのと同じように，脳の働き方に類型化が可能かなどの問題が取り上げられてきた．

　特殊な技法に関係する研究は，脳の働きと心理学的過程との結びつきに，より直接的に迫ろうとするものである．頸動脈に薬剤を注入して，片側の脳を麻酔し言語機能を調べようとする和田法（Wada test）や，第7章で紹介するCT，MRI，PET，fMRI，MEGなど各種の脳画像診断法でみられる代謝や血流量の測定，あるいは脳波や事象関連電位などの電気生理的な方法が用いられてきた（Wada, 1949）．

3．比較神経心理学 (comparative neuropsychology)

　今日，人間を対象とする研究が増えているが，神経心理学的問題を実験的に検討する研究は，かつて動物を対象に行われることが多かった．倫理的な問題を別にすれば，動物を対象にする利点は，厳密に統制した脳損傷をつくり出すことができ，実験的につくったその脳損傷の影響を調べ，後で行う脳解剖で細かく検討できる点にある．

　高次の脳機能は検討できないことなど，問題はあるものの，今日でも皮質下の働きの検討には動物を対象にした研究が行われ，本書でも言及する記憶，攻撃行動，性行動，動機づけなど生物の基本的な行動について脳の役割が検討さ

れている．動物実験で皮質下が用いられるのは，知覚，動機づけ，記憶，情動に深くかかわる脳の部位であり，かつこの部位の損傷はただちに生命の存続に関係するので，人間を用いた研究が困難だからである．脳画像診断法によって最近，人間の脳における皮質下の役割も解明されつつある．

　大脳皮質の働きについては人間を対象とする研究が多いが，動物を対象に行われる皮質下の働きについての研究と，それらをどのように統合させるかは，神経心理学の今後の重要な課題である．

4．本書の構成と目的

　本書は書名からも明らかなように，新しい，そして魅力あふれる研究分野である神経心理学を学ぶための基礎知識と，若干の基本的な研究成果の紹介をめざしたものであり，神経心理学研究の最先端の知見を紹介することをめざしたものではない．

　したがって，脳の構造，働きなどについての基礎的な知識を提供するために第1章，第2章を当てた．

　第3章は改訂に当たって新たに設けた章であり，脳損傷について紹介した．

　第4章は今日の神経心理学研究の隆盛をもたらす端緒となった離断脳研究と，その後の左右脳機能差研究の紹介に当てた．

　第5章は初版以後の脳画像研究法の進歩に伴い研究成果の出現の著しい皮質下の機能について記述した．

　第6章は知覚についての生理学的な仕組みについて記述し，第7章は神経心理学が用いる研究法の簡単な紹介に当てた．

　また，原著にあたる場合に役立つように，必要と考えるところにはできるだけ英語訳を併せて記載した．

　残念なことに，日本で神経心理学という名称のついた講座をもつ教育機関はまだない．しかし，実質的には多くの大学や研究機関で神経心理学研究は行われている．2,000人近い会員をもつ日本神経心理学会には，医師だけでなく，神経心理学に関係の深い心理学，言語学，リハビリテーション学，教育学，障

害児学，言語療法，理学療法などを学んだ人たちや，それらについて現在学んでいる人たちが大勢参加している．

　ところが，医学系以外のところで教育を受けるものは，脳の構造，働きの仕組みなどについての知識を系統立てて学ぶ機会がほとんどない．このことは，文科系と理科系にはっきりと分けられ，相互の交流がほとんどない日本の教育における弊害の一つであろう．生理学，生物学，生化学などを履習したうえで，心理学など文科系の学問を学ぶ欧米の学生と大きな違いがある．

　したがって，本書では，主に文科系の教育を受けた人あるいは受けている人が神経心理学を学ぶ際に役立つような構成とし，多くの人が新しい魅力ある研究分野である神経心理学あるいは脳科学に関する研究に興味を抱き，取り組むきっかけを提供することをめざしている．

第1章
中枢神経系の基礎知識

主な項目
1. 中枢神経系の解剖学的構造　2. 遺伝子と化学物質
3. 神経細胞とシナプス　4. 神経回路・神経伝達物質
5. 脳の領野　6. 機能システム　7. ホルモン　8. 自律神経系

学習のポイント

　人間は複雑な心の働きをする動物である．その心の働きを行動から推し量り，理解しようとするのが現代心理学である．この現代心理学の対象である人間の行動を成立させているのは，神経系（nervous system）にほかならない．
　神経系は，環境からの刺激を取り入れる眼や耳などの感覚受容器（sensory receptor）と，反応行動を起こす筋肉や分泌腺などの効果器（effector）の仲立ちをしている．神経系は中枢と末梢に区別され，脳と脊髄を中枢神経系（central nervous system）とよび，これらと筋肉や体内のいろいろな器官とを連絡するのが末梢神経系（peripheral nervous system）である．末梢神経系で効果器につながるものを運動神経という．一方，受容器と連結するものを感覚神経という．
　中枢神経，末梢神経という分類とは別に，体性神経系（somatic nervous system）と自律神経系（autonomic nervous system）という分類もある．体性神経系は骨格筋と連結する運動神経と内臓以外の受容器とを連結する感覚神経を一緒にしたものであり，自律神経系は内臓や血管，消化腺などの働きに関係するものである．人間の行動の基礎になるのは神経系であり，本章では神経系の概略について学ぶ．

中枢神経系は複雑な構造をしているために，初心者には理解することは容易でない印象を与える．しかし，中枢神経系を家にたとえて考えてみよう．どのように理解すべきかの手がかりが見えやすくなる．

まず，家がどのような形状かを知るのが大切である．それは家が2階建てか平屋かあるいは間取りはどうかなどの構成を知ることであり，中枢神経系の解剖学的構造を学ぶことである．次は，家の中身をさらに詳しく，レベルに分けて理解することである．中枢神経系の場合，五つのレベル（遺伝子と化学物質，細胞とシナプス，神経ネットワーク，領野，機能システム）に分けて考えると理解しやすい．

まず，家という建物がレンガやコンクリートでつくられているとする．レンガやコンクリートをつくっている砂や水に対応するものは，遺伝子および化学物質（gene, chemicals）ということになろう．レンガやコンクリートに相当するのは，細胞（cell）とシナプス（synapse）であり，壁や床に相当するのは，神経回路（neural circuit）および神経ネットワーク（neural network）となろう．台所や居間という分類に相当するのが領野（region）である．家がもつさまざまな働きに相当するのが，コミュニケーション，運動などのさまざまな機能システム（function system）として脳が生み出す行動ということになろう．

そこで，まず解剖学的構造から学ぶことにしよう．

1. 中枢神経系の解剖学的構造

1. 神経系の構造

神経系はほとんどの動物にみられるが，その構造は同じでなく，高等な動物になるほど複雑である．脊椎動物では神経細胞が集まって1本の棒状の脊髄が構成されており，この脊髄の前の部分が発達して脳になる．

図1-1から明らかなように，いろいろな脊椎動物を見てみると，系統発生が進むに伴い脳は前方へと肥大していることがわかる．特に，終脳の部分が大きくなっている．もっとも，終脳が大きくなることには限界があったようで，

1. 中枢神経系の解剖学的構造　13

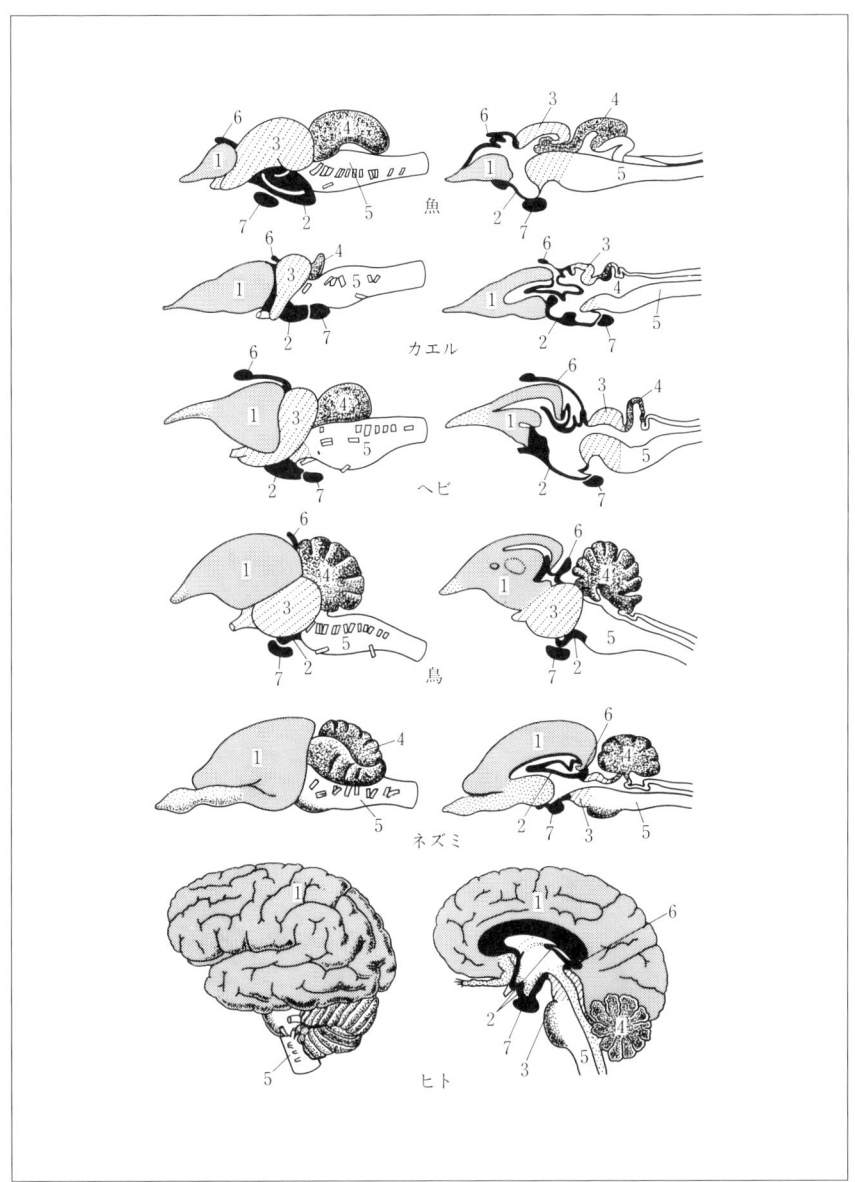

図1-1　脳と系統発生．脊椎動物の脳：終脳は系統発生が進むにつれて大きくなる
　　1. 終脳（大脳），2. 間脳，3. 中脳，4. 小脳，5. 延髄，6. 松果体，7. 脳下垂体
　　（時実, 1966）

現在の人間では，脳全体で男子は1,300gほどの大きさとなっている．女子はこれより100gほど小さい．頭蓋骨内に収納可能なサイズになったということである．

脊椎動物の脳は前のほうから，終脳，間脳，脳幹（中脳，橋，延髄），小脳とよばれる．まず，脳の構造の概略についてみてみよう．

2．脳の構造

人間の脳では，特に終脳と小脳がよく発達している．終脳は大脳（または大脳皮質半球）とよばれる．図1-2はヒトの脳を横側から見た断面図である．表1-1には図1-2との対応関係を示している．脳に関する記述にはさまざまな部位名称の用語が用いられるが，表1-1にある分類レベルを念頭においてよく覚えておき，およその位置関係を心に留めておくことが大切である．

図1-3は脳の表面を横側および背側から見た図である．大脳は厳密には前部は右側，後部は左側が大きいが（図4-1参照），一見すると左右対称の形をしており，大脳縦裂（longitudinal fissure）で左右に分かれているようにみえる．左側を左半球（left hemisphere），右側を右半球（right hemisphere）とよぶ．しかし，表面からは見えないが，大脳は脳梁（corpus callosum）とよばれる薄い線維の帯で左右が結合されている．図1-4は大脳の横断面で，脳梁と大脳皮質が示されている．

大脳は左右で対称となるような形をしており，神経線維の集まりである白質（white matter）と神経細胞体の集まった灰白質（gray matter）でできている．灰白質は，ちょうど饅頭の皮があんこを包むように，白質を覆っており，皮質（cortex）ともいう．白質のことを髄質ともいう．白質の中にいくつかの神経細胞（灰白質）が集まった塊があるが，これを神経核（nucleus）という．

灰白質の盛り上がっている部分を回（gyrus）といい，これを分離しているのが裂（fissure）と溝（sulcus）とよばれるものである．この三つの語で脳の位置関係が表現される．また，中枢神経系は図1-5に示すような用語で部位や位置が表現される．初心者が脳解剖図を見ると，部位の名称が多いのに驚き，ひるんでしまいがちである．しかし，それらは，脳にある大きな溝や裂を基準

表1-1 人間の脳の部位名称

脳 (brain)								⑦脊髄 (spinal cord)
大脳 forebrain (prosencephalon)					脳幹 (brain stem)			
終脳 endbrain (telencehalon)	嗅脳 (rhinencephalon)	②間脳 interbrain (diencephalon)			③中脳 midbrain (mesencephalon)	後脳 afgter brain (metencephalon)	髄脳 narrow brain (myelencephalon)	
皮質 (cortex)	皮質下 (subcortex)							
①大脳皮質 (cerebral cortex)	辺縁系 (limbic system)	視床 (thalamus)	視床下部 (hypothalamus)	基底核 (basal ganglia)	内包 (internal capcule)	④小脳 (cerebllum)	中脳 (midbrain)	⑤橋 (pons)	⑥延髄 (medulla oblongata)

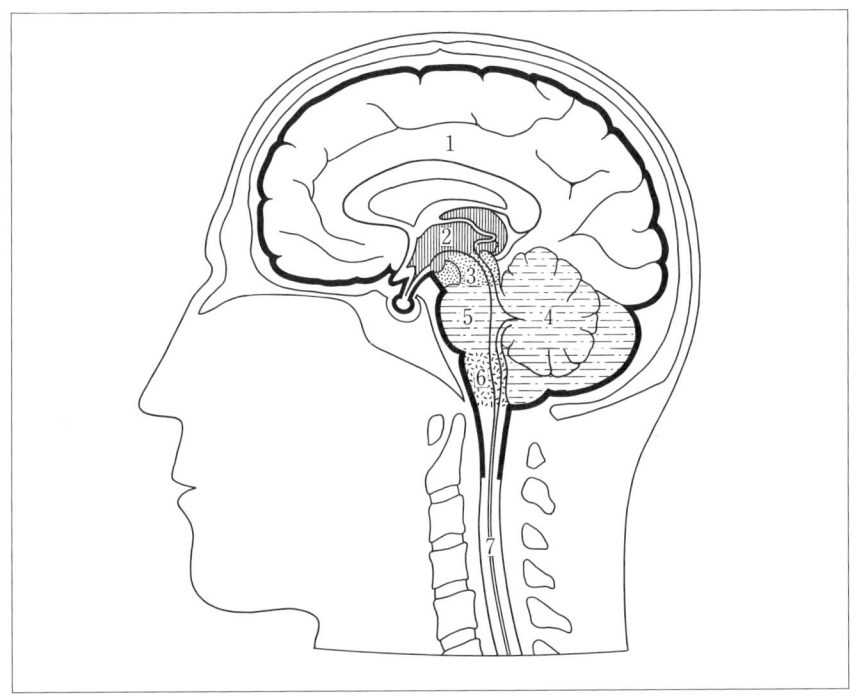

図1-2 ヒトの脳を横から見たもの
図中の数字は上の表1-1の部位にある数字と対応している (Beaumont, 1988).

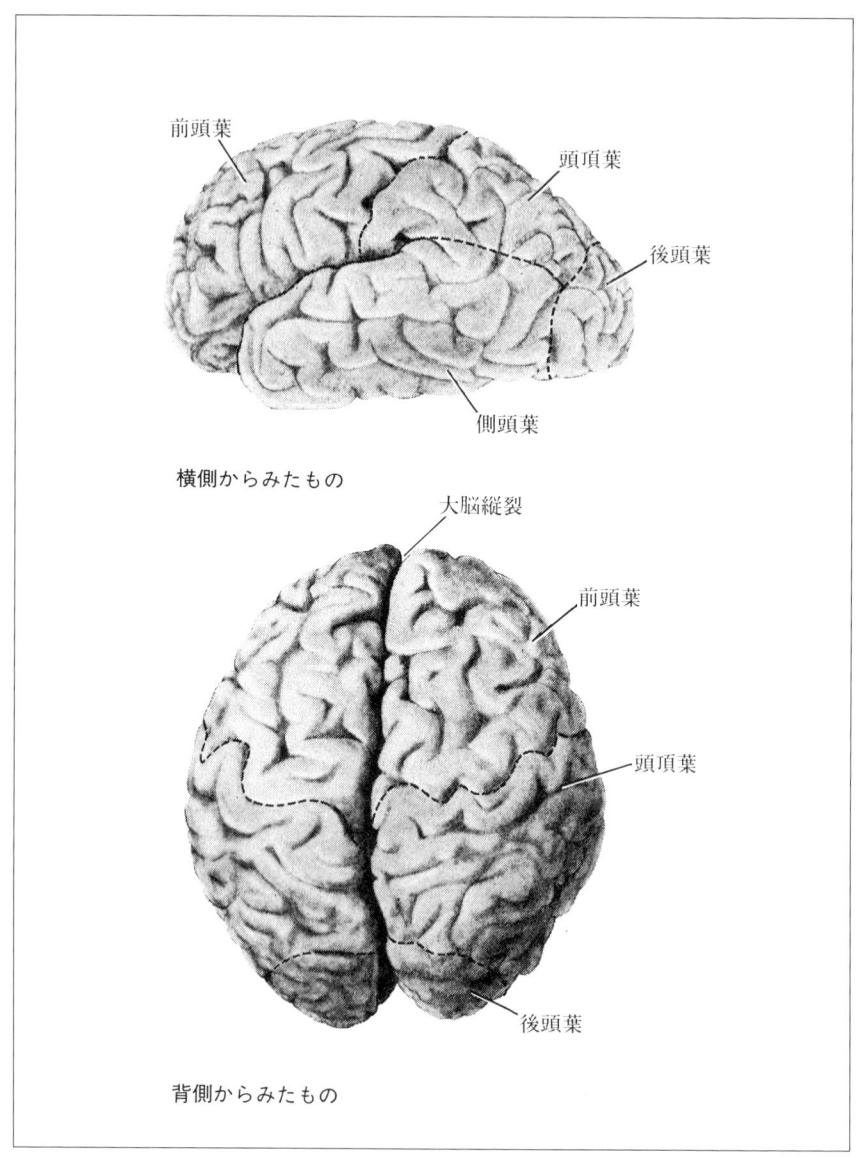

図1-3 ヒトの脳を横および上から見たもの
中央部に大脳縦裂とよばれるくぼみがあり，左右に分かれているように見える
(Kolb & Whishaw, 1980)

1．中枢神経系の解剖学的構造　17

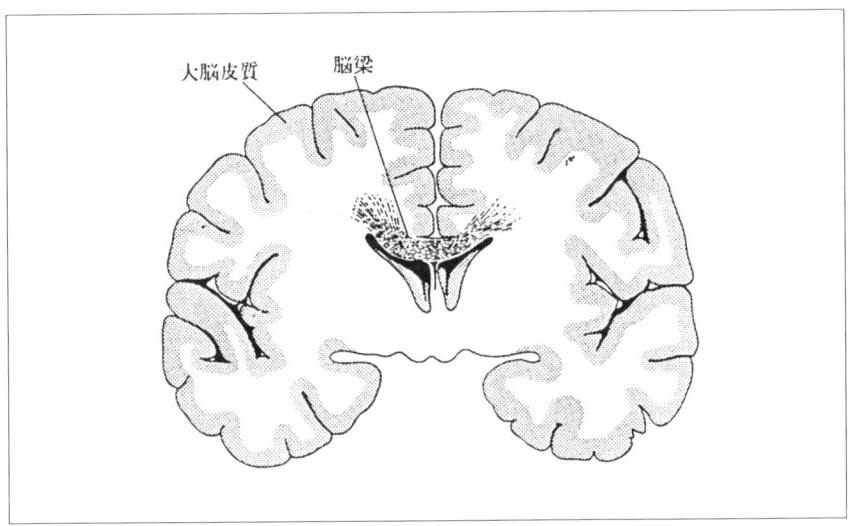

図 1-4　ヒトの脳の横断面
脳梁の部分で左右半球はつながっている（Beaumont, 1988）

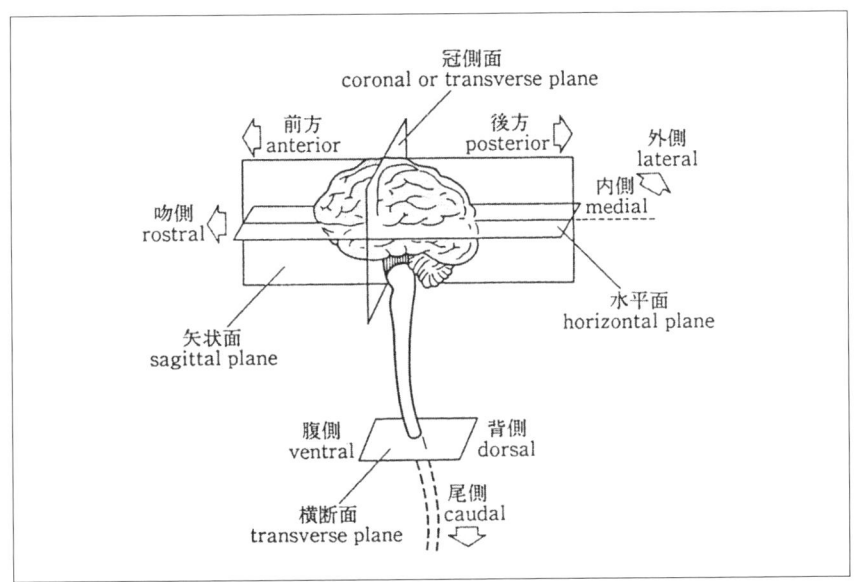

図 1-5　中枢神経系の部位を表すために用いられる用語（Beaumont, 1988）

にして図1-5に示すような用語を併せて表現していることが多く，溝などの基準からの前（anterior），後（posterior），腹側（ventral），背側（dorsal）などの表示であるにすぎないので，意味的に理解をするとよい．

1）大　脳

大脳は，皮質（cortex）と皮質下（subcortex）に分けられる．図1-6は脳の内部を横から見たものである．

皮質は樹皮の意味で，ミエリン鞘で覆われない軸索をもつ細胞体4～6層からなる．後で紹介するが，意識的な体験や経験をもたらし，学習や言語などの知的な働きに関係しており，ヒトを人間たらしめている部位である．

皮質下は主に動機づけ，情動，記憶，運動のコントロールなどに関係する場所である（Stirling, 2000）．皮質下は，視床（thalamus），視床下部（hypothalamus），基底核（basal ganglia），辺縁系（limbic system）などからなっている．

大脳半球内部の主な構造は，白質と基底核，側脳室（ventricle）の三つである．

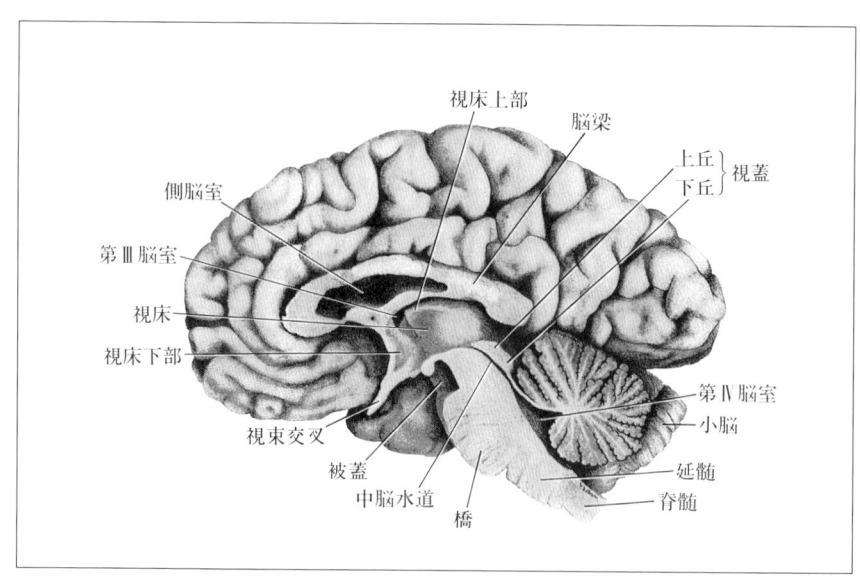

図1-6　ヒトの脳の内部を横から見たもの（Kolb & Whishaw, 1980）

1. 中枢神経系の解剖学的構造　19

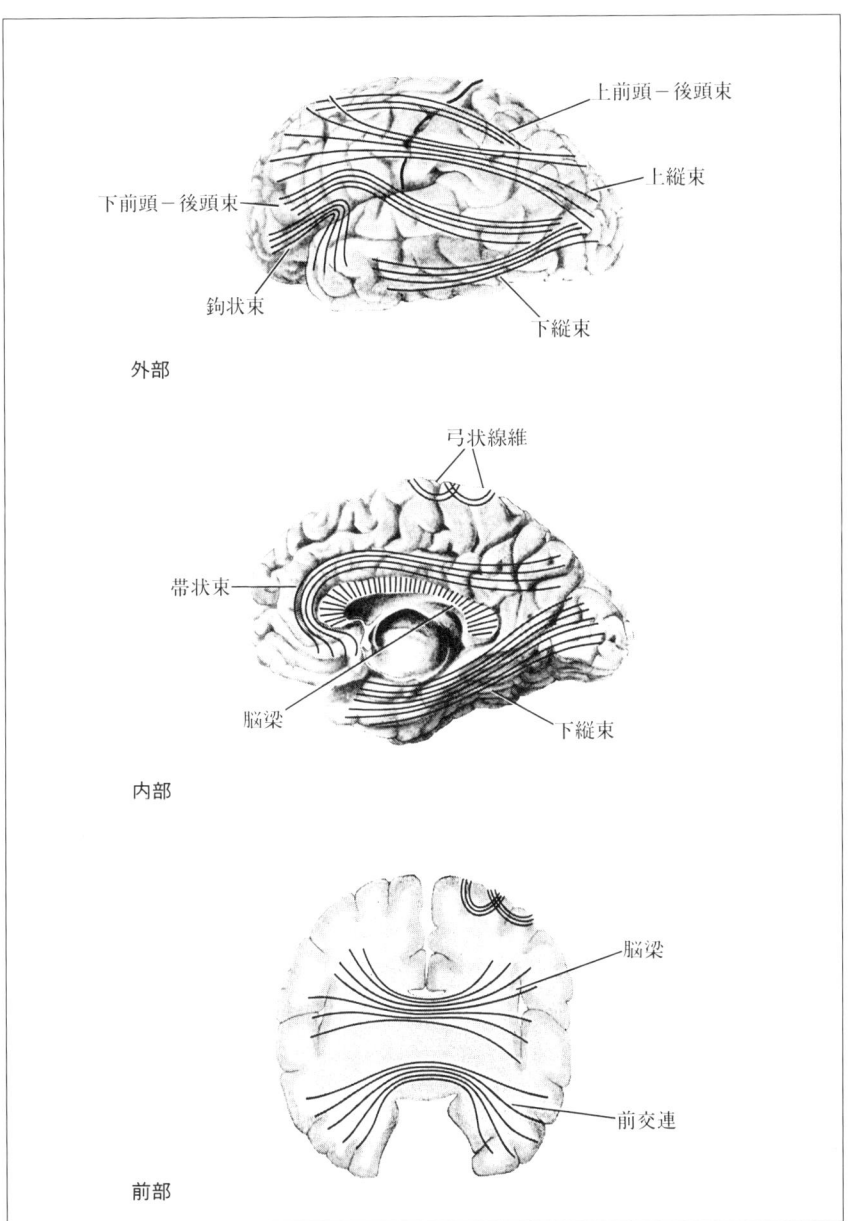

図1-7　脳の内部を連絡する神経線維（Kolb & Whishaw, 1980）

白質は前述したように神経線維からなっている．その線維は次のように三つに大別できる．①片側半球内でいろいろな部位との間を連絡する連合線維（association fiber），②両半球間のほぼ対称的な部位間を結合する交連線維（commissural fiber），③身体の各部位と連絡している投射線維（projection fiber）である．そのうち交連線維は，広く皮質部位から線維の入っている脳梁（corpus callosum）と前交連（anterior commissure）と海馬交連（hippocampal commissure）の3種類に分けることができる．

　図1-7に脳梁と前交連が示されている．海馬交連は脳梁の下部にある．

　脳梁の発達は新皮質の発達程度に比例するといわれ，前方から後方にかけてそれぞれ，吻（rostrum），膝（genu），幹（trunk），膨大（splenium）と部位に名称があるが，前方の部分は前頭葉からの線維，中ほどの部分は前頭葉の一部と頭頂葉および側頭葉からの線維，後方は後頭葉からの線維で構成されている．

　情報を脳に伝えるほとんどすべての求心性または上行性（afferent）感覚路と，情報を脳から身体の末端部分に伝える遠心性または下行性（efferent）運動路は，視床をその出発点と到着点にしている．感覚情報は最終的には皮質まで伝えられ，意識的あるいは意図的なコントロールを受けるが，感覚，運動系の末梢神経からの終点は視床である．視床の損傷は振戦（tremor），あるいは不随意的なけいれん運動を生じさせたり，いろいろな運動のコントロールの悪化をもたらす．

　視床下部はいわゆる生命維持などの機能（たとえば，摂食，摂水，睡眠，覚醒，攻撃，闘争，逃走，怒り，性行動）の指令塔である．したがって，視床下部の損傷はこれらの働きに問題を生じさせることになる．視床下部はまた，賞・罰への反応や動機づけのコントロールに関係している．スキナー箱に入れられたネズミは視床下部が電気的な刺激を受けると，それがまるで報酬であるかのように，水や餌などの報酬を得た場合と同じようにレバーを押し続けることが知られている．（第5章で，さらに詳しい記述をするので参照してほしい．）

　基底核は脳の内部にあって神経のコントロールセンターといえる．この部位は尾状核（caudate），被核（putamen），黒質（nigra substantia）などを含む

一つの系で，運動コントロールにかかわりが深く，視床と視床下部の働きと関係しており，一部は辺縁系を形成している．したがって，この部位の損傷は運動コントロールに問題を生じることになる．

辺縁系は海馬（hippocampus），扁桃体（amygdala），中核（septum），視床下部などを含む系であり，情動，記憶，学習，攻撃と従順さ，物体の認知，性行動などに強く関係している．したがって，辺縁系はこのような行動の構成と実行コントロールに関係している（Dimond, 1980）．つまり，皮質と脳幹の両方と協応している．したがって，この部位の損傷は不適切な情動反応を生じることにつながる．

2）脳　幹

脳幹は，脊髄の先についた棒状のもので，その先端は左右の大脳半球につながっている．脳幹は前のほうから，中脳，橋，延髄に区分されている（表 1-1 および図 1-2 参照）．

大脳半球とは異なり，脳幹では白質と灰白質の区分が曖昧になっている．特に中脳から橋にかけての網様体（reticular formation）という場所は，白質と灰白質が混じり合って網目状になっている．

脳幹は上行性の感覚刺激情報を受け，視床や大脳皮質など高次の脳活動に作用する網様体賦活系（reticular activation system：RAS）あるいは上行性網様体賦活系（ascending reticular activating system：ARAS）とよばれるシステムのある重要な場所である．このシステムは，大脳の全般的な活動水準を維持したり，意識や注意を維持することなどの覚醒水準に重要な役割を果たす．つまり，脳がいつでも感覚刺激情報を受け取ることのできる準備状態をつくり出している．したがって，この場所が損傷を受けると昏睡状態が生じることになる．

3）脳神経

脳から出る末梢神経は脳神経とよばれる．表 1-2 は脳神経の働きをまとめたものである．この脳神経の大部分は脳幹から出ている．脳幹では，呼吸，唾液の分泌，消化管の運動など生命維持に関係の深い働きをしている．嘔吐やまば

表 1-2 脳神経とその働き

脳神経	起点	働き
嗅神経	大脳	臭い
視神経	間脳	視覚
動眼神経	中脳	眼球運動（まばたき）
滑車神経	中脳	眼球運動（上下の運動）
三叉神経	延髄	皮膚，舌，顎の運動
外転神経	延髄	眼球運動（横の運動）
顔面神経	延髄	顔の筋肉運動
聴神経	延髄	聴覚
舌咽神経	延髄	舌，咽頭
迷走神経	延髄	肺，心臓，腎臓，胃，腸
副神経	延髄	肩の運動
舌下神経	延髄	舌と首の運動

たき，眼の運動，瞳孔の収縮などもこの場所に関係が深く，重要な場所である．

4) 小 脳

小脳は，重量約 130 g の運動調節器官である．延髄の背側にかぶさるようについており楕円形をしている．小脳は数年前までは高次心的活動と直接関係せず，姿勢の調節と運動の調節をしているとみなされてきたが，最近の脳画像（brain imaging）診断研究法の進歩により，記憶系を主とした精神活動への関与が立証されるようになった．最近では特殊な染色法の開発により，小脳と前頭前野に視床を介した神経連絡があることも報告されている（Ramnani & Miall, 2001）．したがって，小脳を損傷すると姿勢や運動の調節ができなくなり，思うように手足が動かせなくなるだけでなく，記憶や問題解決などの高次脳機能への影響も推察される．

5) 脊 髄

脊髄は背骨の中にあり，ヒトでは約 45 cm ほどの長さのものである．脊髄の両側からは，31 対の脊髄神経（頚神経 8 対，胸神経 12 対，腰神経 5 対，仙骨神経 5 対，尾骨神経 1 対）が出ている．

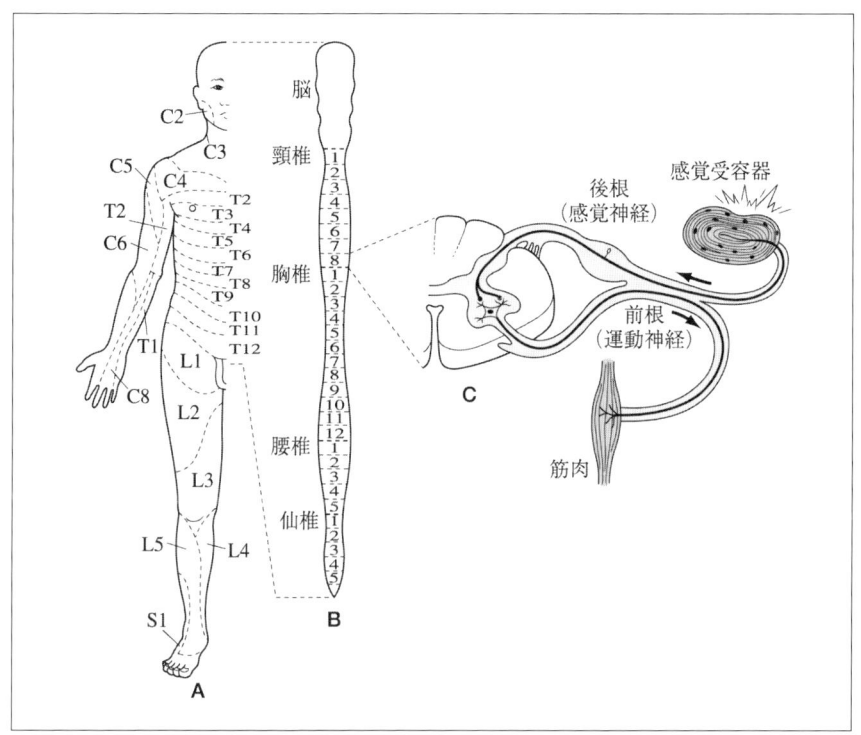

図 1-8 身体皮膚肢節と脊髄の横断面
Aは身体皮膚肢節，Bは脊髄の分節，Cは脊髄の断面（Kolb & Whishaw, 1980）

　脊髄神経が脊髄から出るところは二つに分かれており，腹側を前根（ventral root），背側を後根（dorsal root）という．前者は運動神経の束で，運動に関する信号を効果器に伝え，後者は感覚神経の束で，筋肉や皮膚に与えられた感覚についての信号を視床を介して大脳皮質に伝える．

　脊髄の横断面を示したのが図 1-8 である．中央部にあるのが灰白質で，神経細胞の集まりである．灰白質を取り巻くのが白質で，神経線維が集まっている．白質の神経線維は同じ働きのもの同士が束になって信号を伝えている．これを伝導路という．神経伝導路は，①感覚信号を伝えるもの（求心性），②錐体路（pyramidal tract；遠心性），③錐体外路（extrapyramidal tract；遠心性）の 3 種類がある．

感覚信号を伝える伝導路は，身体の末梢部位からの信号を大脳に伝えるが，途中で交差するので，身体の右半分の感覚信号は左の大脳半球へ，身体の左半分の感覚信号は右の大脳半球へ伝えられる．一方，錐体路は大脳皮質から脊髄に直接つながる伝導路で，非常にすばやい運動命令を伝える．運動を伝える伝導路も交差している．錐体外路は，大脳基底核や脳幹を経由してゆっくりとした運動命令を伝える．

2．遺伝子と化学物質

メンデル（Mendel G. J.）が1865年に遺伝法則を発見して以来，生物は同じ形と機能をもつ子孫を残すが，それは遺伝子によることが知られるようになった．つまり，生物の基本設計は遺伝子にあることが実証されたわけであり，脳の構造や機能の基本は遺伝子にあるということになる（図1-9参照）．

ゲノム（genom）とは，ある生物をつくるのに必要な最小の遺伝子全体をいう．ヒトゲノムの研究からは，人間の遺伝子数はおよそ3万個であるとされている（丸山，2002）．

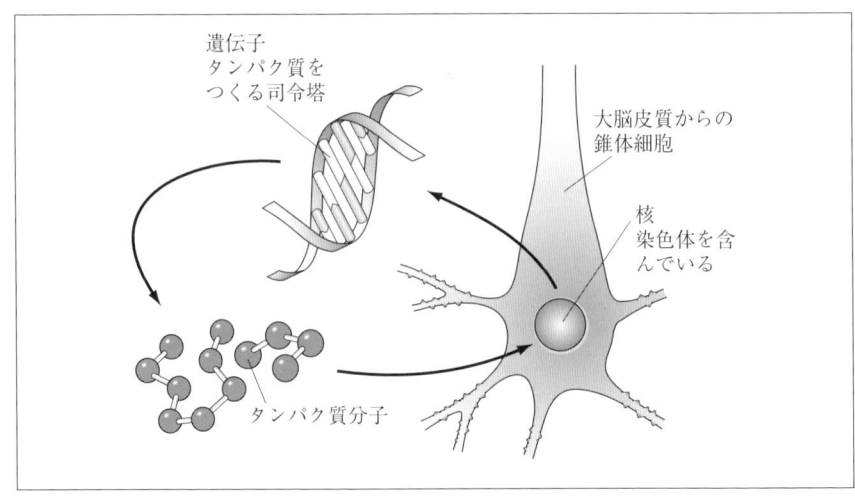

図1-9　神経細胞内の遺伝子の基本的構造
遺伝子は特定のタンパク質をつくる暗号として作用する（Greenfield, 1999）

ゲノムの単位が染色体である．染色体は，次節で述べる神経細胞の核の中にあるヒモ状の構造をしたもので，遺伝子が並んで遺伝をコントロールしている．染色体は人間では22組の常染色体と2本の性染色体の合計46本からなっている．常染色体の中にある DNA（デオキシリボ核酸．この中に新しい細胞をつくるための4種の塩基が並んでいる）は伸ばすと8cmにもなるといわれ，二重らせん状に巧妙に折り畳まれている．この折り畳まれた DNA の一部がほどかれて，RNA（リボ核酸）の働きで遺伝子情報の伝達が行われる．

1950年代になってワトソン（Watson J.）とクリック（Click R. F.）が放射線を使って DNA の構造を明らかにした．遺伝子配列は二重らせん構造となっており，DNA の規則正しい塩基配列を正確に複製できる仕組みを解明したのである．生物を形づくる主成分はタンパク質であるが，タンパク質の性質はアミノ酸の配列によって決まり，三次元構造をしている．そして，遺伝子 DNA はタンパク質のアミノ酸配列を決める遺伝子情報をもつ．遺伝子情報はすべてが読み取られているわけではないが，対応するタンパク質がつくられることで，遺伝子情報は発現する．このことは，皮膚細胞になったり，脳細胞になったり，それがつくられる場所（組織），時期，量は，遺伝子情報によって決められることを意味している．

タンパク質は細胞の部品として働き，細胞の形状，機能，変性などを支配する．特定の遺伝子がいつ発現するかで人間の成長や発病が規定されるわけで，その発現の調節が問題であり，研究者の関心を集めている．

なお，遺伝子情報は細菌から人間に至るまですべての生物で共通であり，DNA の塩基配列が意味をもつ点で一致している．つまり，すべての生物の祖先は共通ということになる．

3．神経細胞とシナプス

神経系はニューロン（neuron）とよばれる神経細胞の複雑なネットワークからできている．神経細胞は一つだけではその役割を十分に果たせず，ほかの神経細胞と相互に連絡することで機能する．神経細胞がどの神経細胞とつなが

りをもつかということが重要であり，神経細胞間の信号伝達のあり方が人間行動の基盤をなしている．

神経系がどのように働くのかを知るうえで，神経細胞の構造や働き，特に細胞間連絡の仕組みを知っておく必要がある．

1．神経細胞

神経系にある神経細胞の形はいろいろであるが，構造はおおむね似ている．神経細胞の大きさは20〜100ミクロン（μ）である．図1-10は典型的な神経細胞を示したものである．神経細胞には細胞体（cell body）があり，核（nucleus）を包んでいる．細胞体には軸索（axon）および樹状突起（dendrites）とよばれる突起が出ている．細胞体によって，樹状突起の数に多い少ないはあるが，軸索は常に一つである．軸索はミエリン鞘（myelin sheath）で包まれており，軸索を保護し，絶縁している．ミエリン鞘のくびれたところはランビエ絞輪（Ranvier's nodes）とよばれ，神経興奮は絞輪間を跳躍的に伝わっていく．

図1-11に示すように，神経系は神経細胞とグリア細胞からなり，神経細胞は脳内あるいは脳から末梢部への信号伝達を担っている．人間の脳には神経細胞が10兆個あるといわれるが，グリア細胞はその10倍あり，神経細胞の軸索を包む形でサポートし，死んだ細胞を捨て去る働きをしている（Greenfeld, 1999）．

人間では脳内の神経細胞は2歳以降ほとんど増加せず，15歳以降減少し，75歳ころには健常者でも最大の時期から比べて3％減るといわれる．

人間の神経細胞一つについて，約10万の神経連絡があるといわれるが，神経細胞は直接互いにつながっているのではない．細胞体の軸索の端には数多くの終末線維があり，この終末線維は軸索や細胞体に隣接して，シナプス（synapse）とよばれる神経の接合部を形成する．

以上が神経細胞に共通する構造であるが，その形は図1-12に示すように一様でない．また，大きさもいろいろである．このような神経細胞の形や大きさは特別な化学薬品で染色することによって，はじめて顕微鏡で捉えることができる．

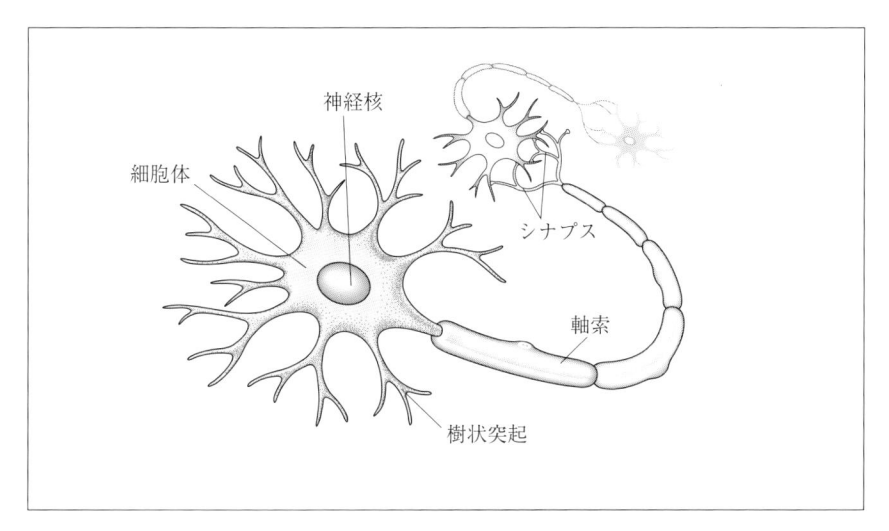

図 1-10　神経細胞（ニューロン）の基本構造（Greenfield, 1999）

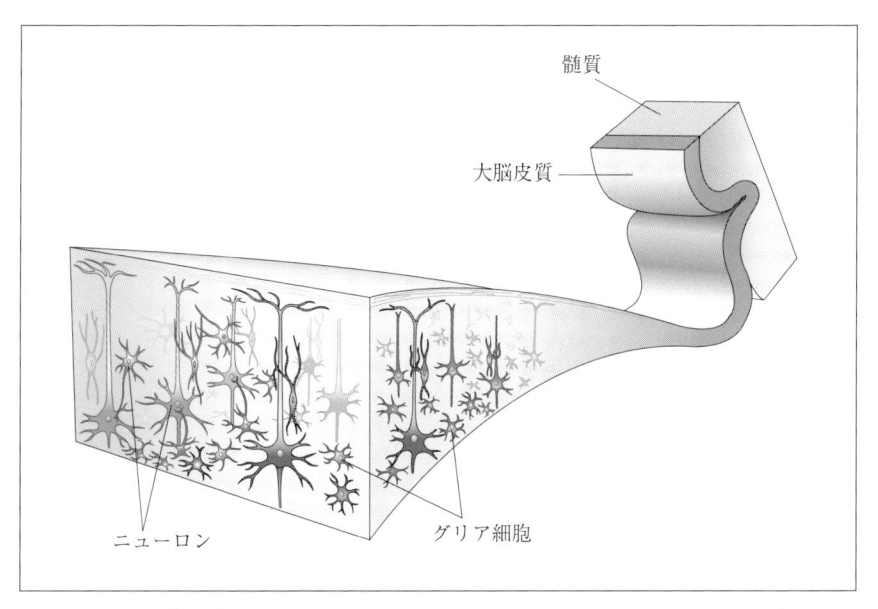

図 1-11　大脳皮質内の構造．神経細胞（ニューロン）とグリア細胞：大脳皮質は凹凸のある数10億の神経細胞の層からなる．グリア細胞は層構造を保持する．一方，神経細胞は脳活動を生み出す（Greenfield, 1999）

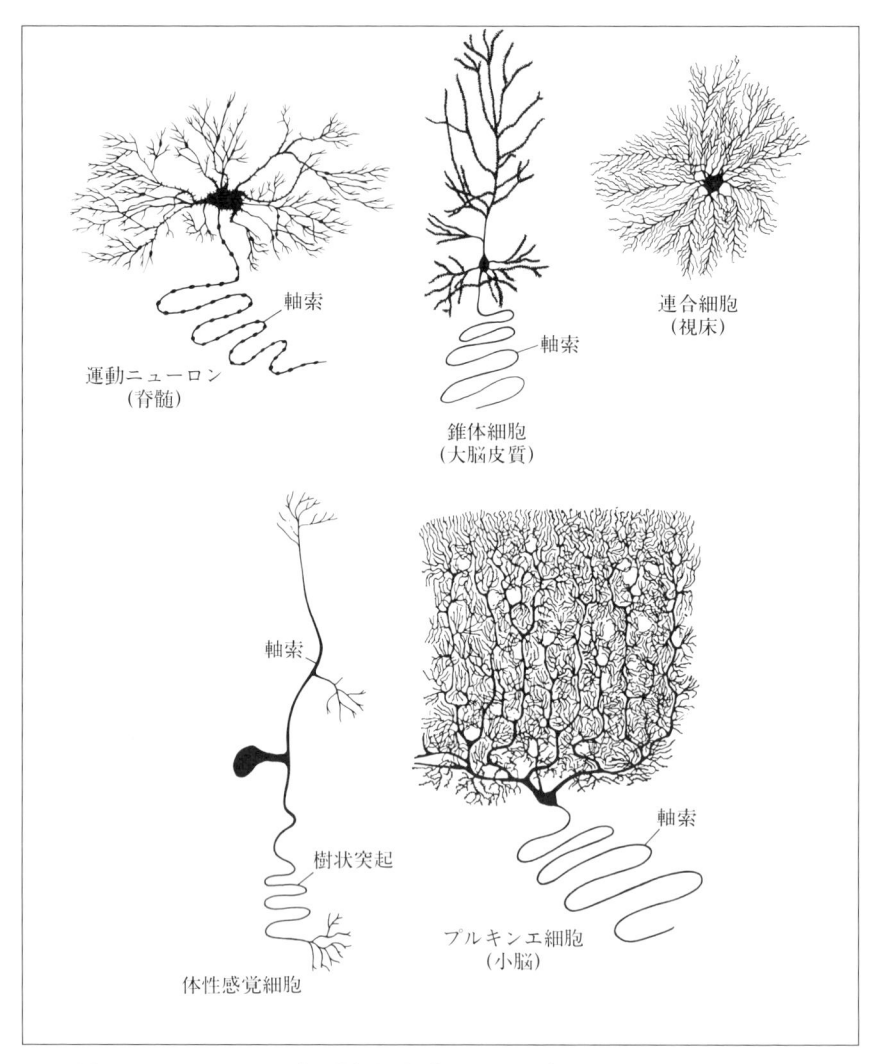

図 1-12　いろいろな形の神経細胞（ニューロン）(Kolb & Whishaw, 1980)

2．神経伝達とシナプス

　神経系の中を情報が伝わっていくのは，神経インパルス（nerve impulse）とよばれる神経内を短時間に経過する電気的変動による．通常の状態では分極（polarization）状態，つまり細胞膜は膜の外側が(+)電位，内側が(-)電位と

いう状態になっている．この平衡状態がくずれると細胞膜の外側が(−)電位，内側が(+)電位に変化する．つまり，脱分極（depolarization）が生じる．もし，この脱分極が十分なものであると，この電位変化は活動電位（action potential）となり，軸索に沿って伝播（propagation）が起こる．この伝播は，脱分極が細胞膜の隣の部分の脱分極を次々と引き起こすことによって生じる．

最初に脱分極した軸索の部位は，しばらくすると再分極（repolarization）され，ふたたび膜の外側は(+)電位，内側は(−)電位の分極状態に戻る．厳密にいうと，最初の再分極では膜の外側が大きな(−)電位となる短い期間があり，もとの状態に戻る．この期間を過分極（hyperpolarization）という．過分極の期間，神経細胞は続けて活動電位を生じることはできず，不応期（refractory period）とよばれる状態にある．通常，静止状態にあるときの電位は40〜100 mVである．

このようにして電気的に伝えられる神経情報の伝達の速さは，神経細胞のタイプによって異なるが，運動神経で1秒間に60〜100 m，痛みや温度などでは1秒間に12〜30 mの速さであり，先に述べたように神経の伝達は跳躍的に行われる．

このような神経細胞の膜での電気的変化は，一方で化学的変化を伴う．つまり，脳は電気的であると同時に化学的な性質をあわせもつ機械とみなすことができる．

静止状態では，膜の内側にタンパク質のマイナス(−)イオンとプラス(+)のカリウムイオン(K)があり，膜の外側には (+)のナトリウムイオン(Na^+)と(−)の塩素イオン(Cl^-)がある．(+)のカリウムイオンと(−)の塩素イオンは膜を平衡状態に保つために互いに行き来があり，静止状態でなくなると，膜は(+)のナトリウムイオンを選択的に浸透させやすくし，膜の外側と内側の間の電位状態が変化することになる．再分極の期間に膜はふたたびナトリウムイオンを浸透させなくなり，今度はカリウムイオンを通過させるようになる．そしてまた静止状態の電位に戻るのである（図1-13参照）．

このような変化は，神経インパルスについての三つの重要な性質を含んでいる．

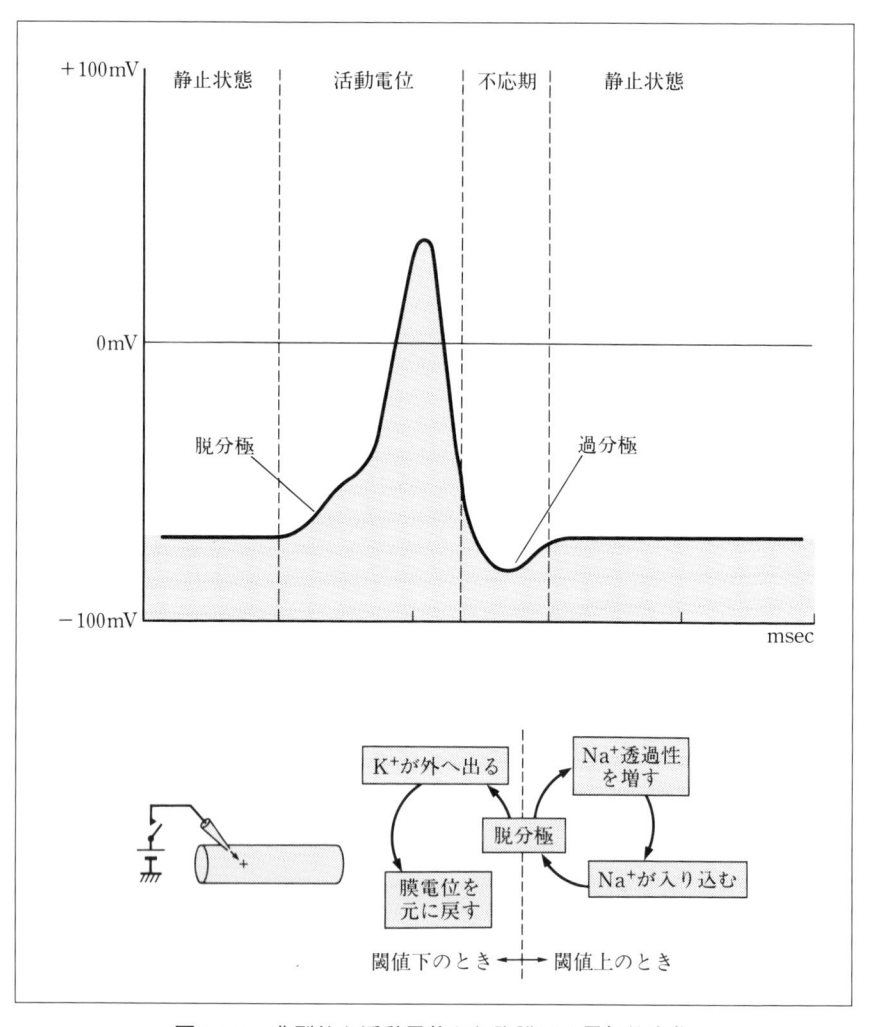

図 1-13　典型的な活動電位と細胞膜での電気的変化

　第一は，神経細胞が発火するための閾値（threshold）というものがあることである．閾値以下，つまり興奮が不十分な場合には細胞は活動電位を生じない．

第二は，興奮の結果は「全か無か」（all or none）であるということである．もし，ある細胞に活動電位が生じるときは，その大きさはどんな場合でも一定である．活動電位は，生じるかまたは生じないかのどちらかであり，中くらいの程度の活動電位が起きるということはない．

　第三は不応期（refractory period）があり，いったん発火を終えた神経細胞はふたたび発火するまでに一定の時間が必要ということである．このような性質は，神経情報は活動電位のパルス（瞬間的な波動）の時間的なパターンによって伝達されることを意味している．神経情報はパルスのつながりとして符号化され，軸索を伝わり，ほかの神経細胞へと伝達されるのである．したがって，伝達の速度は不応期の存在によって制限を受けることになる．

　活動電位が軸索の端に近づき，シナプスまで到達するとそこで化学物質を解発する原因となる．この化学物質は神経伝達物質（neurotransmitter）とよばれ，二つの神経細胞間の隙間を伝わって隣の神経細胞に作用する．その作用の仕方は興奮性（excitatory）か，抑制性（inhibitory）かのどちらかである．興奮の場合は隣の神経細胞でも活動電位が生じるように作用し，抑制の場合は隣の神経細胞に活動電位が生じないように作用する．

　単純に考えれば，1本の軸索で生じた活動電位がシナプスのところに達し，別の神経細胞に活動電位が起きるように働きかけることで，情報が伝達されることになる．しかし，どの神経細胞でも約10万個の神経細胞とシナプスの部分で接しており，大脳皮質には膨大な数あるといわれる神経細胞の活動は，多数の神経細胞の影響の総計ということになる．この神経細胞活動結果の総計は，あるときには興奮，あるときには抑制となるのである．

　脳だけでも約10兆もの神経細胞（ニューロン）があり，神経系全体では無数の相互連絡，興奮と抑制が生起することになる．一つの神経細胞に多数の神経細胞がシナプスを形成していることを考えると，神経細胞間の相互作用も考えなければならない．また，神経細胞は加齢に伴って減少するが，逆にシナプス結合は増加するので，さまざまな発達段階にある人間の思考，情動，想像力，記憶メカニズムの解明には膨大なエネルギーが必要となる．

4. 神経回路・神経伝達物質

1. 神経回路

　神経細胞間の連絡には特殊化した回路が多数存在している．たとえば，視覚刺激の処理であれば，動き，形態，色彩のどれを扱うかで特殊化された回路（モジュール：機能単位）が形成されている．どのような特殊化された回路があるかは，第3章で記載する脳に損傷を受けた結果として生じる障害からも推察できる．

　特殊化された回路は，ある神経細胞の活動でほかの神経細胞が，そして続いて別な神経細胞が活動するというように，安定した活動パターンを生むようになり，それらは反響回路（reverberating loop）をつくる．記憶を例に取れば，繰り返し同様の細胞間の活動が続くと，それは安定した反響回路となり，さらには記憶痕跡（memory trace）となるのである．反響回路が形成される過程で，この回路は随伴する味覚，聴覚，視覚，嗅覚に関連する神経細胞の活動とも結合する．したがって，随伴する刺激材料の断片であっても細胞間連絡の再構成で記憶の想起が生じることになる．

　どのように神経細胞間連絡が形成されるかは，その大半が遺伝子情報としてあらかじめプログラムされていると考えられ，成長の過程で適切なターゲットに向かって神経細胞は結合していく．しかし，遺伝子コードでのエラーは細胞変異をもたらし，適切な神経細胞間連絡をつくれなくしてしまう．その結果が，異常行動や歩けない，話せない，記憶できないなどの障害につながると考えられる．

　また，脳の形成には生後の経験も寄与する．生後の環境との相互作用の結果として，最終的な神経細胞間の連絡回路が決まる部分も残されている．これは，可塑性（plasticity）とよばれるもので，たとえば，よい音楽的環境に置かれることで，初めてそれに適した音楽に関連する神経細胞間の連絡が脳内につくられる．最近では，脳の可塑性は人間の発達のかなり遅い時期まで存在している

ことを指摘する研究が多くなっている (Hatta & Moriya, 1988；Samaly, 1978).

　脳だけでも10兆個もの神経細胞があり，神経系全体では無数の相互連絡，興奮と抑制があることになる．しかも数が多いだけでなく，一つの神経細胞に複数の神経細胞がシナプスを形成している場合を考えると，A神経細胞とB神経細胞が，C神経細胞と接するときのAとBの間の相互作用も考慮しなければならなくなり，神経系の構造がいかに複雑極まりないか，容易に想像がつく．

　いま，単一の神経細胞のレベルでこれだけ複雑なのであるから，人間の思考，情動，想像力，記憶などの解明のためには膨大なエネルギーが今後の研究に必要とされることはいうまでもない．たとえば，運動行為の産出に関与する脳内の一部位にすぎない皮質下の基底核でも6万の神経細胞があるとされるので，人間の運動や高次な知的行為を生み出す脳機能の複雑さは桁外れのものであることが想像できよう．

2．神経伝達物質

　先に述べたように，神経細胞間に神経情報を伝えるのが神経伝達物質である．神経伝達物質はシナプスの信号送り手側の神経細胞（シナプス前神経細胞）から分泌される．シナプス前部に電気的興奮が伝わってくると，神経細胞の隙間（シナプス間隙 synaptic cleft）に化学物質が分泌される（図1-14）．この化学物質は，受け手側の神経細胞（シナプス後神経細胞）に到達し，活動電位を変化させるように作用する．このシナプスにおける作用には，先に述べたように興奮性と抑制性がある．

　また，シナプス周辺には，使われない伝達物質を取り去り，使える物質をシナプス前神経細胞に戻す生化学的なシステムもある．神経伝達物質がどのようなものかは，いろいろな方法で調べることができる．たとえば，シナプスのところで作用が変わるような薬物を探すという方法がある．ある薬物はシナプス後部の膜で生じるのと同じような活性化作用を示し，ある薬物は逆に伝達物質の分泌を抑制する．このように，シナプス間隙での物質の分泌を調べることで，どのような化学物質が神経伝達を調節するか，さらにいえば行動を変化させるかを研究することができる．

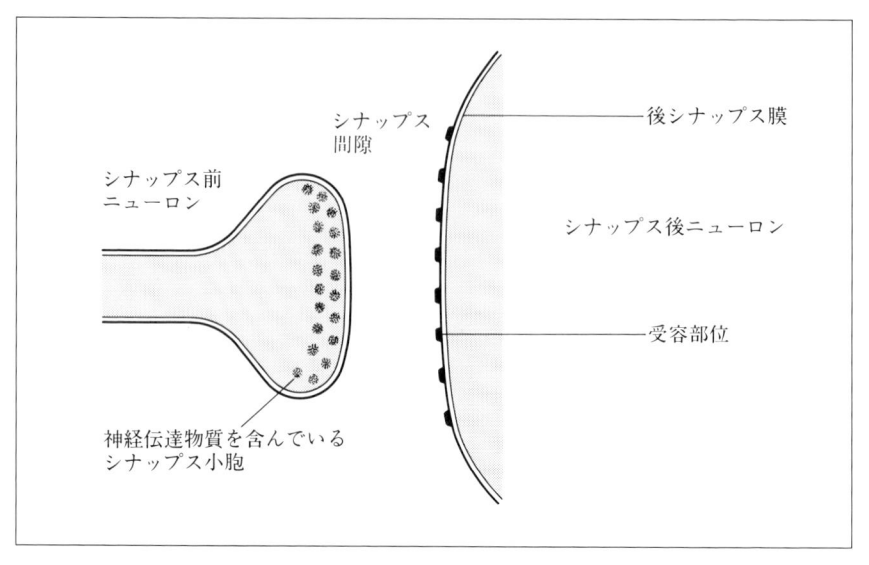

図 1-14　シナプスの模式図（Beaumont, 1988）

　神経伝達物質についての別な研究法は，符号化法（または標識法 labelling）である．これは，調べようとする化学物質に放射線や蛍光性をもつような物質でラベルし，その行方を調べるものである．そして，シナプスにおける特定の化学物質の作用状態が研究される．
　このような方法で，多数の神経伝達物質の存在が確認されている（深田，1981）．その主要なものを表 1-3 に示した．

表 1-3　神経伝達物質とその機能的特徴

名　　称	特　　徴
GABA	抑制性神経伝達物質の主たるもの
グルタメート（glutamate）	興奮性神経伝達物質の主たるもの
アセチルコリン（acetylcholine）	神経インパルスを筋肉群に伝達する作用があり，記憶，学習にとって重要
ノルアドレナリン（noradorenalin）	興奮性神経伝達物質で，精神，肉体の覚醒に関連
ドーパミン（dopamine）	運動を刺激するのに重要
セロトニン（serotonin）	脳の報酬系に作用．快感情を生起させる
エンドルフィン（endorphins）	鎮静効果を生み出す

細胞間での情報伝達は，受容する側の細胞の外表面にあるタンパク質が反応し，その反応が細胞内に信号として変換されることで，神経伝達物質の到着を認識するという仕組みで行われる．通常，情報は神経伝達物質の解発パターンという形式によって運ばれる．各受容器は特定の分子に特殊化されているのが，たいていの神経伝達物質は複数のタイプの受容器によって認識されるので，必ずしも一つの細胞が多様な受容器を備えている必要はない．

　アセチルコリンは筋肉運動の調節のために末梢神経系で放出されるが，脳の中でも生合成される．アドレナリン，ノルアドレナリン，ドーパミンはカテコールアミンとよばれるグループに属するものである．これらの神経伝達物質は気分の調節にも大いに関係があり，精神医学的な情動障害のコントロールに使われたりする（Pincus & Tucker, 1978）．

　ドーパミンの働きを阻害する薬物は統合失調症（精神分裂病 schizophrenia）の治療に使われており，ドーパミンが人間の正常な思考に重要なことがわかる．パーキンソン病の患者にはシナプスでのドーパミン量を増すような薬物が効果をあげており，パーキンソン病患者では，シナプスのドーパミン処理が適切でないことがうかがえる．

　また，セロトニンは中脳のセロトニン神経細胞から分泌され，睡眠と覚醒のパターンなど多くの行動に関係している．幻覚を生じさせるような薬物は，セロトニンの受容体部位に作用するといわれている．

　このように，神経伝達物質は特別な行動と関係するようなかたちで構造化されている．この構造や脳の中での解剖学的部位との関係などが解明されてくれば，いろいろな行動異常への薬物による治療がさらに進むことであろう．

5．脳の領野

　領野（region）は脳を考える際のマクロなレベルでのよび方である．図1-15に示すように，前頭葉，頭頂葉，側頭葉，後頭葉に分類される．人間の脳に共通して認められる大きな裂や溝を基準に分類したもので，地理が大きな河川を境に区切られるのと似ている．

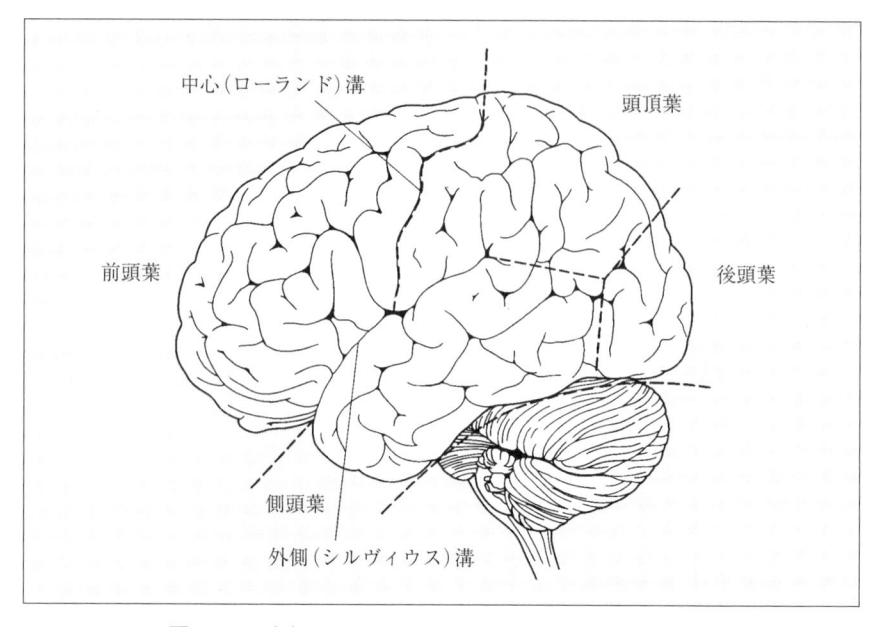

図1-15　左側から見た脳の部位区分 (Beaumont, 1988)

1. 前頭葉 (frontal lobe)

　脳を側面から見るとボクシングのグローブに似ているが，そのグローブの指の部分に相当する部位である．脳の神経細胞の3割を占める大きな面積をもつ部位で，発生学的に人間で一番進化した部分である．前頭葉は運動コントロールに関係が深い一方で，言語，アイデアの産出，計画，人格などの人間特有の高次な心的機能の発揮を可能にしている部位である．この部位の損傷は，これら高次な心的機能の喪失や人格の変化をもたらすことになる．米国鉄道労働者で事故のために左半球前頭葉に鉄棒が突き抜けた例では，回復後に著しい人格の崩壊がみられた (Damasio, 1994)．

2. 頭頂葉 (parietal lobe)

　脳の上部を占める部位である．触覚や視覚機能に関係が深い．後部では触覚と視覚の統合に関係するため，この部位の損傷は触った物体が何か判らない触覚失認 (astereognosis) とよばれる症状をもたらす (第3章参照)．

3. 側頭葉 (temporal lobe)

ボクシンググローブの親指に相当する部位である．上方は聴覚に関係し，特に左側は言語音，右側は情動音やプロソディ（韻律）の受容に関係が深い．下方は顔の認知に関連する部位である．この部位の損傷は，聴覚機能などに障害をもたらす．

4. 後頭葉 (occipital lobe)

脳の最後部に位置する部位である．視覚情報の入力に関連が深く，物体の形や色の処理に関係する部位である．この部位の損傷は，皮質盲（cortical blindness）をもたらす．

6. 機能システム

人間の脳は，生存にとって必要なことを行い，不必要なことをしないよう，環境に適応することをめざして進化してきた．その長い間の進化の結果が現在の人間の脳と考えられる．過酷な自然環境やほかの生物と闘ったり共存したりする過程で，最も重要であったと考えられるのは，身体運動のコントロールと環境条件に対応する行為を行うのに最も適した身体状態を整えることであったと思われる．

このような環境への適応をもたらすのは，中枢神経系の個々の要素の独立した働きではなく，中枢神経系を含む身体の全体的・統合的な働きである．一言でいえば，私たちの脳はそれ自体が，さまざまな部位が複雑に相互関連する一つのシステムであり，さらにいえば，身体のすべての部分が相互に連関して機能するシステムである．その例について運動コントロールと自動性から学ぶことにする．

1. 運動コントロール

運動コントロールは前頭葉の機能であると述べたが，最近のPETやfMRI

などの脳画像研究はそれがもっと複雑であることを示唆している．

今，渇きを覚えたとする．これは，皮質下の部位の働きであり，おそらく，視床下部が渇きのような生理的動機を生むのであろう．図1-16に示すように，渇きの動機は前頭前野（pre-frontal cortex）に伝わり，ジュースを飲もうというプランを作成させる．プランは補足運動野（supplementary motor area：SMA）でジュースを飲むのに必要な運動行為パターンをつくる．ついで，SMAの制御下で運動野の錘体細胞が筋肉共応動作をつくり，そこで初めてコップをつかむという動作ができるのである．

皮質下で何か動機が生じたときには，視覚，聴覚，味覚などの感覚記憶が活性化され，水でも渇きは癒えたが，ジュースのほうが味がよかった，などの過去の記憶との整合性が問われる．このような事態では記憶されたものが探索されて想起されるのである．

人間の脳ではたいていの感覚刺激入力は，脳の後部から前部へと伝達されるが，環境からの刺激への対処運動は，一般に刺激を認識し，解釈するなどの前

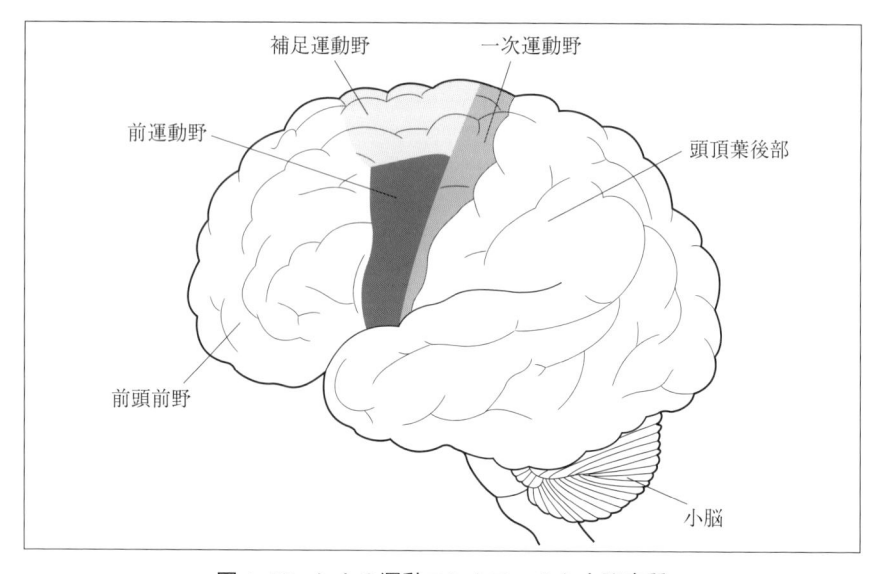

図1-16 ヒトの運動コントロールと大脳皮質
一次運動野から運動神経に信号が送られるまでに，前頭前野，補足運動野，前運動野が関係する（Stirling, 2000）

頭葉の意識的コントロールを受ける．一方で，特に意識的コントロールを受けない自動的な運動もある．それらは飢え，渇き，自己保存，性など反射や生理的動機に関係するもので，左右各半球内の基底核を経て小脳を含む経路で運動行為が発現する．しかし，皮質下が関与する生理的動機による運動行為でも，人間の場合は辺縁系での記憶との連携があり，個人差が生じることになる．

2．自動性

　人間が環境に適応的に生存し続けることができたのは，随意的なコントロールによらず，気づくこともない自動性機能を有しているためである．それはいかなる環境条件でもそれに対応し運動できる，バランスのとれた身体機能を保証する自動的な機能といえる．それらの機能の代表が体温調節や睡眠であり，ホメオスタシス（homeostasis；定常状態の維持）の原理によるものである．

　人間の脳機能の自動性には，体温調節や睡眠，バイオリズムなどがあり皮質下の機能として後述するが，ホメオスタシスに関連が深いものにホルモンがある．ホルモンは人間の行動に広い範囲で影響力をもっている．ホルモンは，内分泌系とよばれるシステムでつくられる．内分泌系は厳密には神経系ではないが，神経系と密接な関係があるので簡単に紹介しておこう．

7．ホルモン

1．内分泌系の構造

　内分泌系は，特別な物質であるホルモンを血液中に出すシステムである．血液がホルモンを体内の細胞まで運ぶ．このため，ホルモンは広い影響力をもち，身体の基本的な代謝をコントロールしている．したがって，中枢神経系と内分泌系が人間の行動をコントロールしているといっても過言ではない．

　ホルモンの働きの原理となっているのは，前述したホメオスタシスである．簡単なフィードバック機構が身体の働き（より厳密には，細胞または組織の働き）を一定の水準に保っているのである．たとえば，身体のある働きが過度で

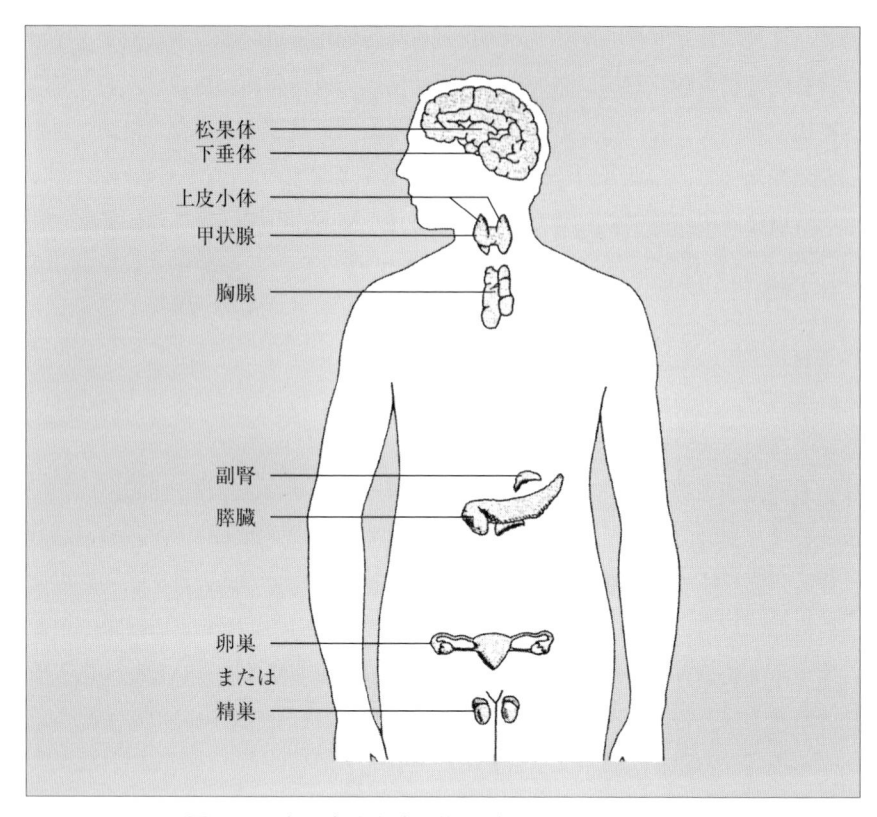

図1-17 主な内分泌腺の位置 (Taylor, et. al., 1982)

あるときには，それに関係するホルモン分泌は減少し，活動がゆるやかになるように作用する．もし，活動状態が元の水準より低下すると，ホルモン分泌が増え，活動を元の水準へ戻そうと働く．このような定常状態のモニターは視床下部が行い，その下部にある脳下垂体が警告信号を発してホルモンの分泌を調節する．前出の渇きを例にすれば，それが意識にのぼる前に腎臓に尿を出さない指令を出し，水分を最適状態に維持させるという具合である．

内分泌腺には図1-17に示すように八つの主なものがある．それぞれの主要な働きは表1-4にまとめてある（伊藤・小林・熊谷，1981）．すべての内分泌腺が人間の行動に関係するのは言うまでもないが，なかでも脳下垂体，副腎，

表1-4 内分泌腺の働き

内分泌腺	主な働き
松果体	月経開始に関係
下垂体	全体的調節器官として働く．成長，水分のバランス，ホルモン分泌をコントロール
上皮小体	カルシウム代謝の調節と神経系の一般的活動の調節
甲状腺	活動性，疲労，体重の調節，情動に影響
胸腺	リンパ，免疫反応に関係
副腎	ステロイドホルモン（コルチコイド）の産出，塩分と炭水化物代謝の調節，アドレナリンとノルアドレナリンの分泌によって情動に影響
膵臓	インスリンにより糖分の代謝の調節
生殖腺	（男性では睾丸，女性では卵巣）性による外観の違いを生じ，その維持に関係

生殖腺は人間の行動を理解する上で特に重要である．

2．神経系と内分泌系の関係

　脳下垂体と副腎は，神経系と直接的で重要なつながりがある．特に，脳下垂体は視床下部と密接な関係があり，またほかの内分泌系の働きと共応している．
　脳下垂体が出すホルモンは，間接的ではあるがほかのホルモンの製造・分泌を調節する．内分泌腺は通常，複数のタイプのホルモンを分泌する．事実，脳下垂体は少なくとも6種類のホルモンを分泌しており，副腎，生殖腺，甲状腺などの活動に影響を与えている．
　ホルモンは血液中に分泌されるので，いろいろな内分泌系がそれを検知することになる．脳下垂体は視床下部と直接的なつながりがあるので，後で述べる自律神経系全体の機能と深くかかわっている．この関係は，図1-18で示すような，ストレスで血圧が異常に高くなるメカニズムをみるとよくわかる（坂部，1984）．
　気温や湿度などの環境が与える物理的ストレスと同様に，不安や緊張などの心理的ストレスは，視床や視床下部など脳の中の系統発生的に古い部分に影響を及ぼす．心理的ストレスが加わると，脈拍が増えたり，呼吸が深くなったり，血糖値や血圧が上昇したりする．これは，ストレスが大脳皮質―視床下部―交

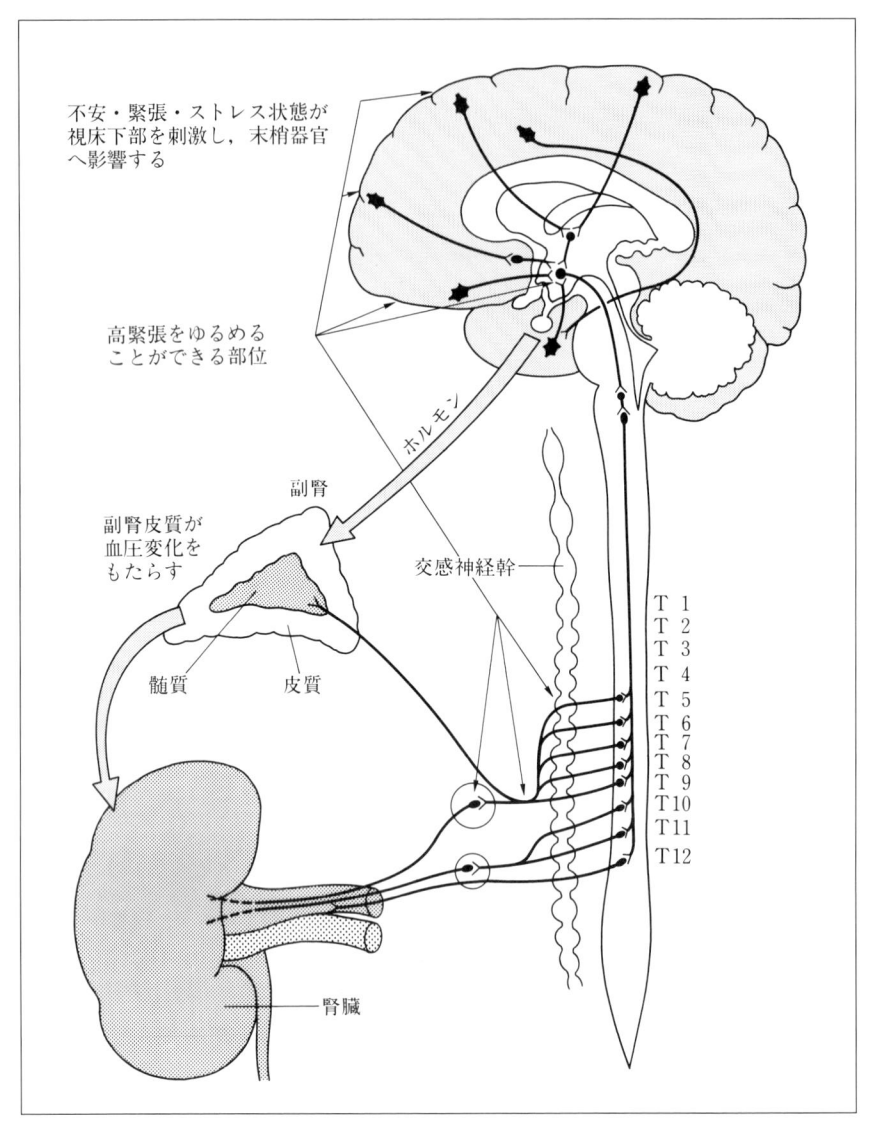

図 1-18　高血圧をもたらす神経系と内分泌系のメカニズム
（Beaumont, 1988）

感神経—副腎皮質系へと作用し,副腎髄質(adrenal medulla)からはアドレナリンと一部ノルアドレナリンが,また交感神経終末からはノルアドレナリンが分泌されるためである.

他方,ストレスは,視床下部—脳下垂体系に作用して副腎皮質刺激ホルモン(ATCH)の分泌が起こり,副腎皮質(adrenal cortex)から糖質コルチコイドや鉱質(ミネラル)コルチコイドが血液中に分泌される.糖質コルチコイドは血糖値の上昇などをもたらす.鉱質コルチコイドはナトリウムとカリウムの代謝に関係し,その分泌の増加は高血圧を生じさせる.また,肝臓にも作用を及ぼす.このような例からも,内分泌系と神経系がいかに密接に,また複雑に関係しているかがわかる.

自然状況では自律神経系と内分泌系は逃走,防御,損傷などへの対応として共同して働こうとする.ところが,ストレスが長引いたり強すぎると,このようなシステムに長期的な影響が生じる.もし脳下垂体がホルモンを出しすぎると,副腎皮質に作用してコルチゾン,ヒドロコルチゾン,コルチコステロンなどのホルモンの分泌が増し,血管はアドレナリンやノルアドレナリンに対して敏感になる.つまり,交感神経が緊張しすぎることになる.

これらのホルモンは損傷,感染,身体の成長,性機能などを減退させるマイナスの働きもする.このような仕組みで,ストレスは,たとえそれが心理的なものであっても,身体の活動に問題を生じさせ,ひいては身体器官の働きを壊し,心身症(psychosomatic illness)の原因ともなる.

ストレスへの感受性には個人差があり,せっかち,競争を好むなどの行動様式をもつタイプAの人は,のんびり型のタイプBの人よりも心臓疾患で死亡する確率が高いといわれる.しかし,このような個人特性よりも,ストレスが持続することのほうが身体には影響が大きい.

3.性ホルモン

生殖腺は性ホルモンをつくる.男性の生殖腺は精巣であり,男性ホルモンつまりアンドロゲン(androgen)をつくる.男性ホルモンの中でも最も重要なものはテストステロン(testosterone)である.女性の生殖腺は卵巣であり,

エストロゲン（estrogen）とプロゲステロン（progesterone）をつくる．男性ではアンドロゲン，女性ではエストロゲンが優勢であるが，男女とも両方のホルモンをつくっている．副腎は性と反対のタイプのホルモンの供給に関係している．

性ホルモンは次に述べる三つの役割を果たしている．

第1の役割は，生殖器官をコントロールしていることである．女性のプロゲステロンは妊娠ホルモンであり，子宮に妊娠の準備をさせ，母乳の製造に関係している．エストロゲンは月経周期を維持する働きがあり，エストロゲン依存性タンパク質の合成を促進し，付属性腺（子宮，腟，外陰部）の発育を促し，機能化が起きる．さらに，体重を増加させたり，血液中のコレステロールを減少させたりする．これは，女性で心臓麻痺が少ない理由でもある．テストステロンはタンパク質の合成，組織の成長・修理を行っている．

第2の役割は，身体上の外見に差をもたらすことである．アンドロゲンとエストロゲンの対称的効果は，男性と女性との間に違いを示すことになる．身体内での2種の性ホルモンのバランスが両性の間で異なっているのである．この「異なっている」というのは"平均して"という意味で，実際は外見上，大変男っぽい男性から女っぽい男性まで，逆に大変女っぽい女性から男っぽい女性まで，いろいろある．これは，血液中を循環している特に発達段階の初期における性ホルモンのレベルに関係がある．性差，男らしさと女らしさは，胎児期におけるある臨界期（8～16週）での性ホルモンに依存しているといわれる．発達初期における性ホルモンは，後の身体の外見や働きに重要な影響力をもっている．性ホルモンのレベルは思春期でふたたび上昇し，性器の発達や妊娠能力をもたらすようになる．

第3の性ホルモンの役割は，身体の外見や性機能だけでなく行動一般にも関係することである．性動機や性能力はアンドロゲンの投与で増加させられるし，一方エストロゲンで低下させることができる．攻撃性や敵意なども体内のテストステロンのレベルに関係するといわれる．エストロゲンは野心や動機に関係するともいわれ，人格に関係することになる（伊藤，1985；Singleton, 1978）．

人間の場合，ほかの動物に比べて性行動は複雑であり，性ホルモンなどの身体的条件の活性だけでは不十分で，触覚や嗅覚刺激，過去の記憶，ロマンチッ

クなアイデアなどが絡み合って生じる．このことは，皮質下の章（第5章）で詳しく述べることにする．

8．自律神経系

　自律神経系（autonomic nervous system：ANS）は，中枢，末梢両方の神経系に含まれる要素である．自律神経系の命令センターは大脳皮質の影響を受けるが，視床下部にあり，ホルモンの調節に関係している．視床下部から出た自律神経系は，脳幹を通って網様体賦活系と作用し合いながら脊髄に入り，交感神経（sympathetic nerve）と副交感神経（parasympathetic nerve）の二つに分かれる．

　交感神経は脊髄の中央部から出て，一連の中継所を構成し，血管，汗腺，筋肉，頭，首，喉，腸，ペニスなどに至っている．一方，副交感神経は脊髄の上部と下部から出ている．いろいろな身体器官につながっているが，主に頭と内臓につながり，血管や汗腺などとは直接つながっていない．

　両者の機能は互いに補い合うようになっている．一般に，交感神経が急激で激しい反応の生起に関係する一方，副交感神経はリラックスするため活性状態の終止や体力の保存に関係している．換言すると，交感神経は"闘争と逃走"（fight and flight）に関係する身体の状態を生み，副交感神経は"満足し，まどろむ"状態を生じる．

表1-5　自律神経の働き

器　官	交感神経	副交感神経
心臓	心拍を速める	心拍を遅らせる
末梢血管	拡大，収縮	
汗腺	発汗	
皮膚	産毛が逆立つ	
瞳	拡大	
鼻，涙腺，消化腺		分泌
膀胱		空にするように刺激
消化管	食物の通過を阻止	消化
ペニス	射精	勃起

両者の各身体器官における働きをまとめたのが表1-5である．それぞれの身体器官の働きは，片方の神経の働きでもたらされるが，両者がシーソーのように完全に拮抗的というわけではない．たとえば，性交の際に男性のペニスが硬くなる（副交感神経）と，その後，射精が起こる（交感神経）というように，両者は多少相互に関連し合って働いている．厳密には，ペニスが硬くなるのは自律神経の働きに基づく神経伝達物質であるアセチルコリンが，一方，射精はノルアドレナリンが関係する．

第2章
大脳皮質

主な項目
1. 大脳皮質の機能

学習のポイント

　第1章でみたように，動物の進化とともに大脳皮質半球は大きくなり，人間では脳の大部分を大脳半球が構成している．誕生時にはサルと人間の脳のサイズは大きく違わないが，大脳皮質は人間のほうが2倍ほど大きい．

　未開地で生まれようと，近代都市で生まれようと，またおそらくは数百年前でも2万年前でも，人間の脳の働きは生後すぐの時点では大差ないと考えられるが，時代や地域が異なると，成人後の人間の脳はその機能に大きな差異が生じる．つまり，スタートは同じでも，脳が発達過程でどのように適応していくかが重要な問題となる．生後の環境に，人間らしく知的な行為を含めてうまく適応していくためには，大脳皮質の関与がきわめて大きい．

　普通，私たちが脳という言葉を用いるとき，それは大脳皮質のことを意味していることが多い．大脳皮質，とりわけ前頭葉は，人間の知的な行動，すなわち，知覚，記憶，言語，問題解決，想像力，構成力など高次心的活動のほとんどの機能と密接に関係している．したがって，大脳皮質を損傷すると高次神経活動が阻害されてしまう（第1章参照）．序章でふれたように，神経心理学は主に大脳皮質の損傷と高次神経活動の障害との関係の検討から，脳の働き，あるいは左と右の大脳半球の働きの違いなどについても多くの知見を見出してきている．それらの中から神経心理学の中心的な研究についてみてみよう．

1. 大脳皮質の機能

人間の脳の損傷とそれによって生じる知的機能への影響に関する検討から，大脳皮質の機能について，脳の特定の部位とある種の知的機能との関係などがいろいろ調べられ，以下に紹介するような事柄が明らかになってきている．

1. 機能の局在

ある特定の部位が決まった働きをするという機能の局在という考え方は，19世紀の骨相学で知られるガル（Gall, F.J.）にもうかがうことができるが（図2-

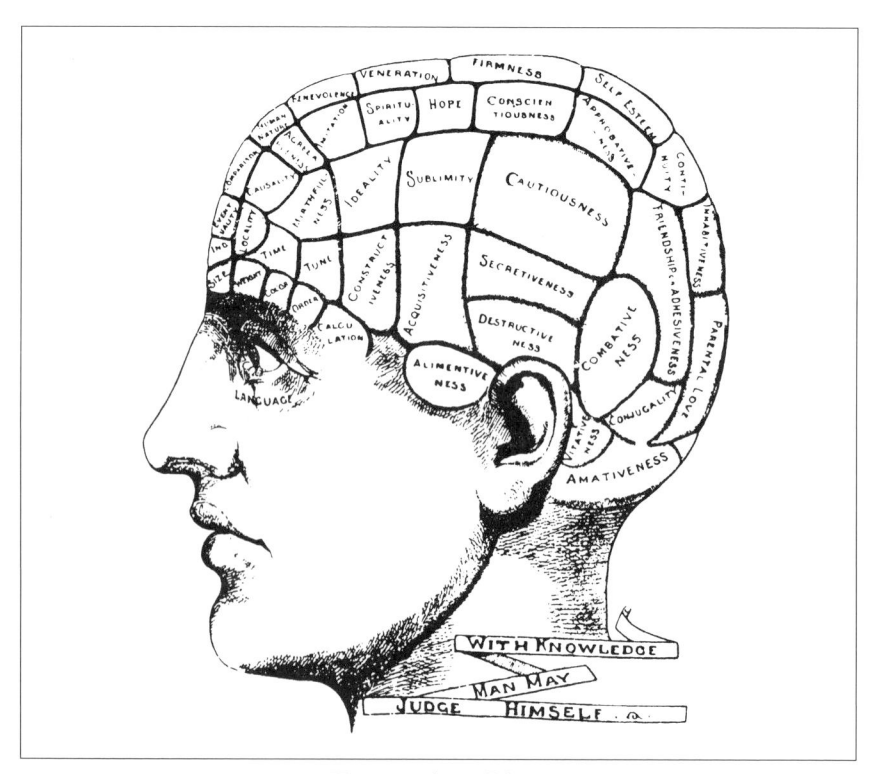

図 2-1　ガルの骨相図
脳のいろいろの場所にそれぞれ別な機能が宿ると考えた（Kolb & Whishaw, 1980）

1），科学的な検討は1861年のブローカ（Broca, P.）以降のものといえよう（岩田，1987）．彼によって左半球の下前頭回が言葉の産出に関係することが報告されて以来，脳の機能と部位の関係を特定しようとする研究が数多く行われてきた（第3章参照）．このような脳の地図づくりをめざす考え方を局在説（localizationist theory）という．

局在説の出現と時期を同じくして主張されたのは等能力説（equipotential theory）である．この考え方は局在説とは正反対のもので，損傷する部位が違っても似たような障害がもたらされることを重視し，脳に厳密な機能の割り振りは考えられないとする．脳損傷の影響はどこを損傷したかよりも，どれくらい損傷したかによるというものである．

第三の考え方は，相互作用論（interactionist theory）とよばれるもので，イギリスのジャクソン（Jackson, H.）の主張によるものである．この考え方は，高次の脳機能は多くの基本的要素から成り立っており，この基本的要素は局在しているが，高次な機能の発揮は複雑かつ可動的な形で相互に作用した結果であるとみなす．どのような相互作用が生じるかは，課題，人，時間などによると考える．最近の認知心理学者が脳を情報処理系とみなし，基本的な機能単位（モジュール）を考え，その組み合わせが課題や方略などにどのように支配されるかについて研究するのは，この相互作用論に類似している（Dimond, 1980）．

そのほかにも，部分的等能力説（regional equipotentiality theory）といって，脳の特定のよくわかっている部位だけに等能力を考えるものがある．ある機能を特定の領野と対応づけるが，その領野内での詳しい局在は考えない（Bradshaw & Nettleton, 1983）．

さらに，今日の神経心理学者の多くが採用しているものに，相対的局在説（relative localization theory）とよばれるものがある（Walsh, 1978）．この考え方は，たいていの機能は局在していないような印象を与えるが，これは分析方法が不十分なためである，とするものである．より進歩した手法で脳損傷の部位を解剖学的に特定し，障害を受けている脳の中のネットワークを明らかにし，また，より進んだ神経心理学的検査によって，障害されている認知的要素

と脳部位間の正確な関係を解明しようとしている．

2．脳の部位と機能

大脳皮質はその部位から図 2-2 のように前頭葉（frontal lobe），頭頂葉（parietal lobe），後頭葉（occipital lobe），側頭葉（temporal lobe）に分類される．なお，この図は左半球を示している．最近では，後述する神経放射線学的手法を用いて脳損傷の部位を特定し，患者の障害を心理学用語で記述し，分

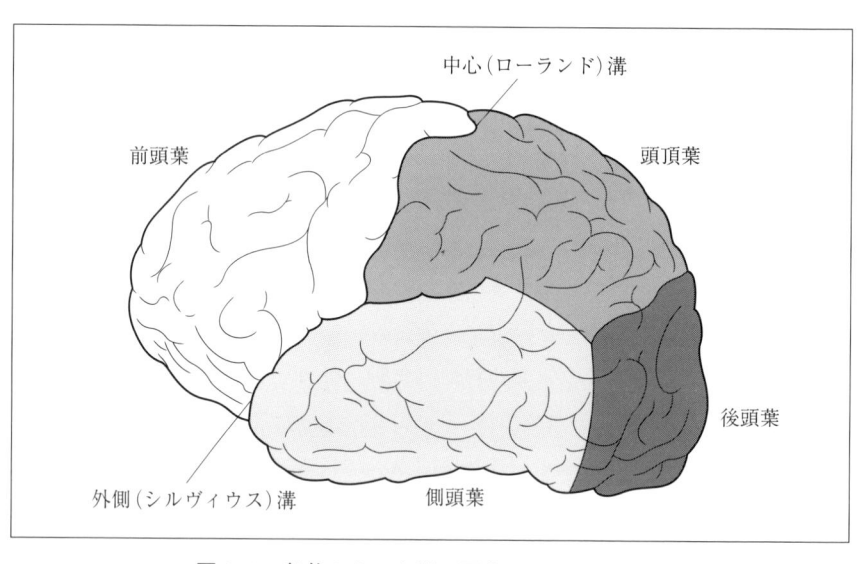

図 2-2　部位からみた脳の区分（Stirling, 2000）

析しようとする傾向がみられる．これは，脳損傷によって患者は何ができて，何ができなくなっているかを明らかにし，リハビリテーション計画を適正化するためである．損傷部位に対応づけてその機能をまとめると表 2-1 のようになる（Beaumont, 1988）．

3．脳の機能区分

脳の機能の局在をどのようにして知るかは，比較的損傷部位がはっきりしている脳損傷患者を集め，障害されている機能を探し出し，障害と損傷部位との

表 2-1 脳の部位と機能との関係

脳の部位		脳の機能
前頭葉	運動野, 運動前野 前頭前野 ブローカ領野 眼窩領野	一次, 二次の運動コントロール, 言葉の流暢さ 反応への順応性, 系列の計画, 言語の調節, 直後記憶, 問題解決 言語表出 人格, 社会的行動
側頭葉	前方部 上方部 中央, 下部	性行動, 経験に基づく行動 聴感覚, 知覚, 書字, 言語理解, 言語知覚, 音楽能力 三次の視覚機能, 視 – 聴覚統合, 長期記憶, 対連合記憶, 顔の認知
頭頂葉	前方部 後方部	身体感覚, 身体内感覚, 物の視覚認知 意図的行動, 構成能力, 描画, 読み, 発話の知覚, 空間定位, 左右弁別, 計算, 視 – 触覚統合
後頭葉	前方部 後方部	視知覚, 読み 一次視覚野

関係を特定するという簡単な論理で行われている．しかし，どの損傷部位がどのような障害をもたらすかを特定することは，それほど簡単なことではない．というのは，脳損傷患者の個人的特性（年齢，性別，性格，知能など），皮質だけの損傷か，皮質下を含む損傷か，損傷の程度や範囲はどうか，原因は腫瘍，外傷あるいはそれ以外か，進行中か定着したものかなど，脳損傷の性質が機能障害の結果に影響するためである．

　脳損傷患者の研究をもとにして，大脳皮質をその機能から図 2-3 に示したように一次，二次，三次領野に分けることがある．

　一次領野は，その部位が正確に規定されており，主に基本的な感覚の生起や，運動機能に関係している．視覚であれば光の点滅，光源の定位などに関係し，聴覚であれば純音の生起の有無，触覚であれば刺激の有無，運動であれば刺激によって，それぞれの特定部位に単純運動が生じる．したがって，この一次領野の損傷は感覚の喪失をもたらすことになる．図 2-4 は一次感覚野の部位と機能を示している．

　二次領野は一次領野に隣り合う部位であり，感覚を知覚に変換する部位とみなすことができる．見える物が何であるのか，だれの声であるのか，何が身体

■ 一次領野
▨ 二次領野
□ 三次領野

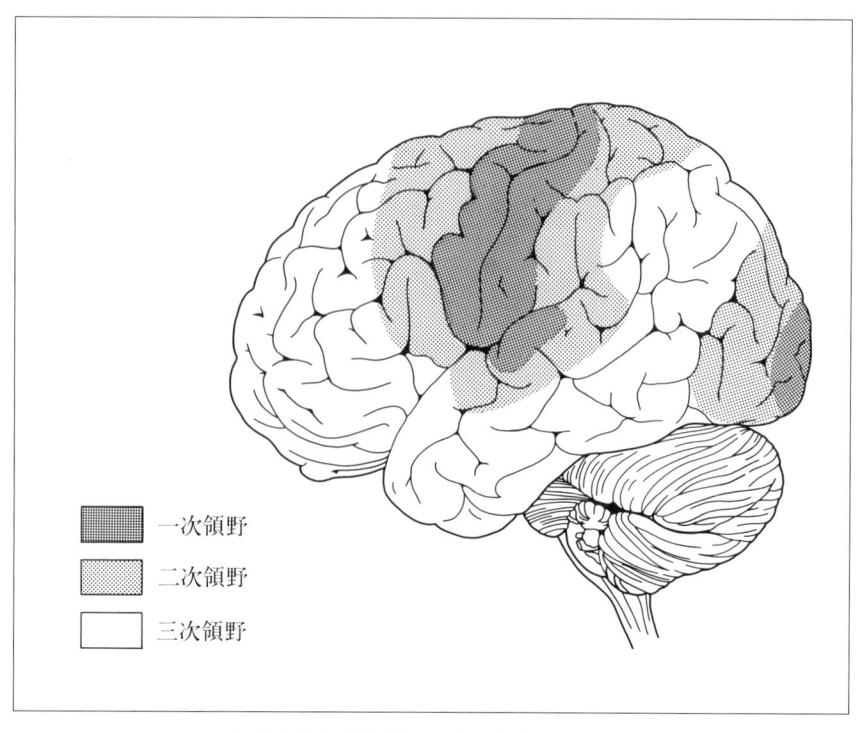

図 2-3　大脳皮質の機能水準による区分（Beaumont, 1988）

に触れているのかなど，意味を伴った刺激情報の処理が行われる．この二次領野の損傷は，見えているものが何であるのかわからない，という失認症のような症状をもたらすことになる（第3章参照）．

　三次領野は一次，二次領野の残りの部分をいう．異なる感覚属性の間での統合や計画，思考，記憶，推理などに関係するといわれる．異なる感覚属性間の統合とは，手で触れた物と絵に描いてある物が同じとみなせるとか，耳で聞いたものを眼で見て探せるようなことをいう．三次領野という考え方は，ルリア（Luria, A. R.）によるもので，各種の感覚が重複する部分である（Luria, 1973）．この領野の損傷は，複雑なかたちをとり，思考力，計画力，抽象力などの高次な知的機能が失われることになる．ルリアによれば，右半球頭頂葉が損傷すると地理や位置・距離など空間機能についての障害や，外部空間の半分（通常は

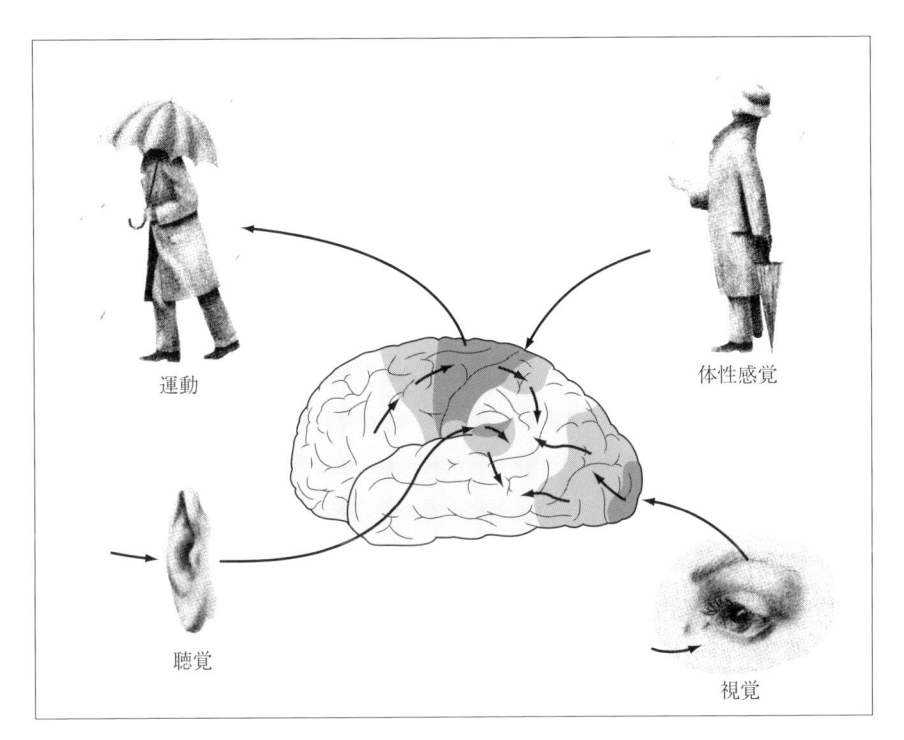

図 2-4　脳機能との関係．(Kolb & Whishaw, 1980)
　最も濃い部分は一次感覚領野であり，末梢からの感覚神経は一次感覚領野に投射される．隣接する部位は二次領野にあり，最もうすい部分は三次領野である．

左側）にある視覚対象物を無視し気づかない半側空間無視（hemineglect）といわれる注意障害が生じる．後に紹介するラテラリティ（laterality；大脳半球機能差）はこの三次領野に関係が深い．

　ブロードマン（Brodmann, K.）の脳地図とよばれるものが図 2-5 である．これは，上述のような機能を基準に脳の部位を分類するルリアの方法や，脳の明確な"溝"や"裂"を基準にその前後などの地誌的な基準で脳の部位を分類する方法とは異なり，主に細胞の組織学的な違いを基礎につくられたものである．形態の違いが機能の違いを反映すると単純に考えることは問題があるが，この地図を使って一次，二次および三次領野と脳の部位を対応づけると，表 2-2 のようになる（Kolb & Whishaw, 1980）．

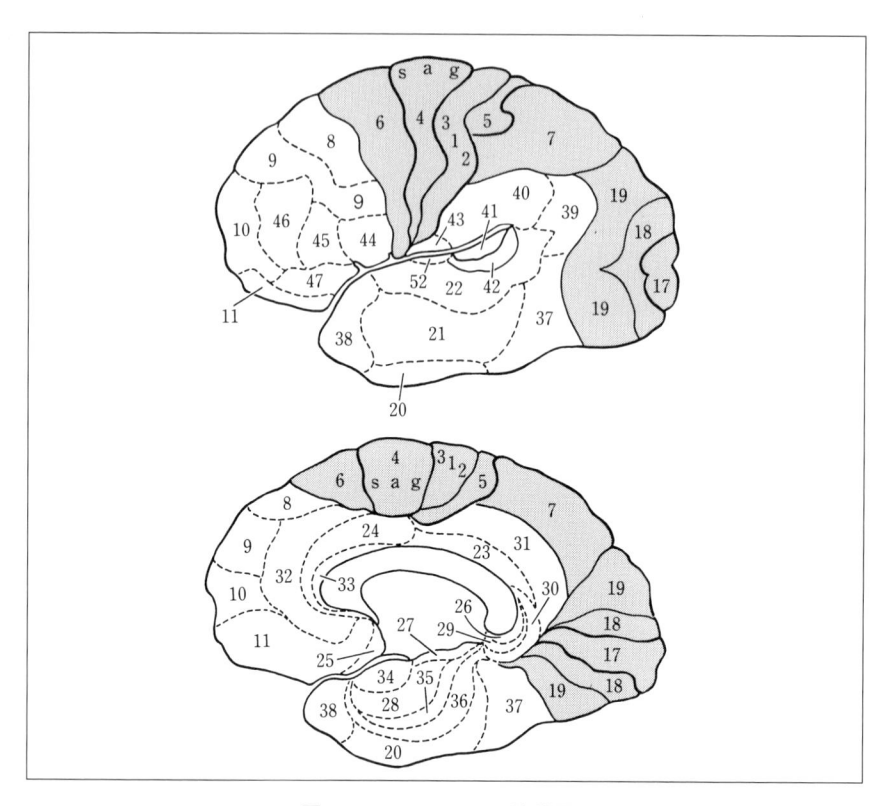

図 2-5　Brodmannの脳地図．
実線は組織学的に明白に異なる境界，破線は明白な差異はない境界．数字は区分を表す（Kolb & Whishaw，1980）

表 2-2　ブロードマンの脳地図と脳機能

機　能	領　野	ブロードマンの部位
視　覚	一次	17
	二次	18，19
聴　覚	一次	41
	二次	22，42
体性感覚	一次	1，2，3
	二次	5，7
	三次	7，21，22，37，39，40
運　動	一次	4
	二次	6
	眼球運動	8
	発語	44
	三次	9，10，11，45，46，47

第3章
脳損傷と行動

主な項目
1. 脳損傷の原因
2. 大脳皮質の障害

学習のポイント

われわれの脳はいつも健常な状態であり続けるわけではない．さまざまな原因によって損傷を受けるため，われわれも脳損傷を経験し，脳機能障害を生じる可能性をもっている．最近の東京都での調査では，脳機能障害の原因のおよその内訳は，脳血管障害が約80％，頭部外傷が10％，脳腫瘍が4％，脳炎が1.5％，そのほかアルコール依存症などとなっている（本田，2002）．ここでは脳が損傷する原因のいくつかについて紹介し，代表的な大脳皮質の損傷による症状をみてみよう．

1. 脳損傷の原因

1. 神経学的障害 (neurological disorders)

　脳腫瘍は比較的なじみのある名称といえるかもしれない．腫瘍（tumor）は脳組織に新生物が発生するもので，脳の神経細胞を取り巻いているグリア細胞から生じて脳組織に侵入する．良性と悪性のものがあり，悪性の場合は新生物が成長して神経細胞を駆逐し，脳機能を損なうことになる．

　そのほか，脳の損傷には加齢に伴って生じるものがある．古くなった血管が自発的に破れて脳物質自体内で起きる脳出血（intracranial haemorrage）や，血管が詰まり阻血が続くことで脳組織が死ぬ脳梗塞（cerebral ischaemia）がある．もっとも，高齢者でなくても起きうる障害ではある．そのほかにも，ウイルスやバクテリアによる感染により，侵入物質の毒素が脳機能障害を生じさせることがある．

　また，原因は不明なことが多いが，脳の電気的活動の異常により，てんかん（epilepsy）発作が生じ，意識障害や高次心的機能に障害がもたらされる．

2. 脳外傷 (traumatic brain injury：TBI)

　若年者で多く生じるのが脳外傷で，交通事故や，転落事故，スポーツ事故などがその原因の大半を占める．物理的な力が外部から脳に加わることで，脳挫傷，擦過傷，脳圧迫，腫れによる出血などで脳組織が壊れ，機能しなくなる．

　外部からの力が加わると，反衝損傷（counter-coup）によって前頭葉や側頭葉の深部にびまん性の軸索損傷が生じることになり，高次脳機能障害とよばれる症状が残存することが少なくない．高次脳機能障害の症状とは，注意・判断・知覚・情報処理速度・発動性・情報選択などの障害，意味記憶の障害（手続き記憶に問題はない：p.68参照），内省と気づきの問題，人格変化などのことであり，複雑な様相をみせる．これらの認知機能障害はリハビリテーションの対象とされる（Prigatano, et. al., 1986）．

認知リハビリテーションとよばれるこれらの認知機能障害の回復訓練は，次のようなメカニズムが想定できることを背景にプログラムされる．
①神経シナプスが再構築される（再生；regeneration），
②損傷した神経が行っていた機能を脳の非活動部位が本来の役割を変更して補助する（代理機能；vicarious functioning），
③脳の非活動部位が異なる目的のために機能する（機能代償；functional substitution），
④神経の損傷によって入力が減ったことで起きる可逆的な機能低下（機能解離；diaschisis），など．

2．大脳皮質の障害

　脳を損傷すると程度に差異はあるが，損傷部位に左右されることなく注意力や集中力，目的志向的活動，知覚と判断，学習と記憶，情報処理の速度，コミュニケーションなどいろいろな認知機能に障害が生じる（Prigatano et al, 1986）．特に脳外傷の場合は，損傷部位が広範囲にわたることが普通であり，前述したように各種の認知機能障害が後遺症として残存する傾向が強い．
　この節では，脳血管障害や脳腫瘍に代表される，比較的限局された脳の損傷から生じる認知能力の障害のうち，主要なものについて以下に記述する．記述する障害が単独で生じることもないわけではないが，通常は重複したかたちで生じることが多い．前述の東京都での調査では，認知能力の障害では，失語症（57％），注意障害（30％），記憶障害（26％），情緒障害（20％），半側空間無視（20％），失行症（11％），半側身体認知障害（6％），地誌的障害（6％），失認症（5％）の順に訴えが多くなっている．

1．失認症

　失認（agnosia）とよばれる症状がある．これは文字どおり，刺激を認知できないことを示しており，1890年代の症例研究が端緒である．各種の感覚属性についていろいろな失認症がある．

視覚失認（visual agnosia）は，視力の障害や知的能力の障害がないのに物体が何かわからない症状を示す．図 3-1 は視覚失認患者が文字と図形を模写した例である．**統覚型失認**（apperceptive agnosia）といわれる．対象物の正確な像が，部分を統合できないために形成されていないことをうかがわせ，二次領野の知覚処理の早いレベルの障害がうかがえる．

また，患者は視覚（つまり見ただけ）では何かわからず命名できないが，触ってみて「ハサミ」や「クシ」であることがわかるという具合に，知覚したものを意味づけする知覚処理の遅いレベルでの障害もある．このようなタイプは**連合型失認**（associative agnosia）とよばれる．図形のコピーはできるが，似た形のものを探しだすことはできない．

たいていの視覚失認は頭頂から後頭領野にかけての両側半球の損傷によって生じるといわれており，統覚型失認も連合型失認も視覚連合野での腹側（what）ルートが関係しているが，人間の顔の認知処理は特別である（図 3-2 参照，図はサルの脳である）．

人間の顔は，すぐ覚えられる，長く記憶している（数十年前に会った人の顔を覚えている），小さな違いでも判別できるなど，物体とは異なる処理過程が推察できる．実際，人間の顔と，そのほかの物体との失認の二重乖離（第 7 章参照）は証明されており，ヒツジの顔は判別できるが人間の顔の区別がつかなくなった脳損傷患者の報告例がある（McNeil & Warrington, 1993）．

人間の顔の認知ができないのは**相貌失認**（prosopagnosia）とよばれ，自分の夫や妻，子どもの顔がわからなくなる．右半球または両半球の後頭から側頭領野の背側（where）ルートが損傷して生じるといわれるが，右半球損傷での症状出現が圧倒的に多い．

聴覚失認（auditory agnosia）は，純音を聴く能力自体に問題はないのに，聞いていることが何なのか理解できない症状である．人の言葉だけ理解できないというタイプもあるし，音楽や電話の音，雨音などよく知っている音が何か理解できないタイプもある．この聴覚失認は，左半球の側頭葉または両側の側頭葉の損傷によって生じるといわれる．

触覚失認（astereognosis）は，触感覚自体に異常は認められないのに，手で

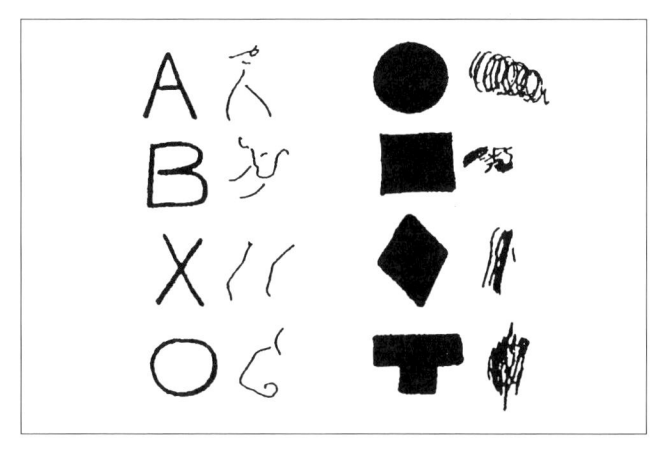

図3-1　視覚失認症者のアルファベットおよび図形の模写例
対象の正確な認知ができていないことをうかがわせる（Benson & Greenberg, 1969）．

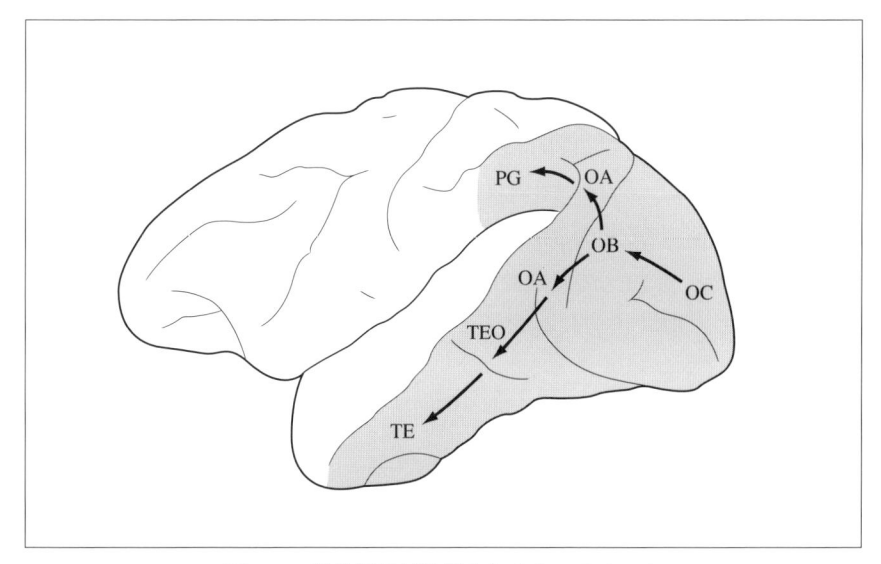

図3-2　視覚情報が処理される2つのルート
　腹側経路（視覚野（OC）から側頭葉に向かって処理されるルート）は事物の形態の認知，背側経路は空間位置関係の情報を処理する（視覚野（OC）から頭頂葉に向かって処理されるルート）．OAとOBは視覚前野，TEOは下側頭回の後部，TEは下側頭回の前部，PGは頭頂葉下部（Mishkin, Ungerleider & Macko, 1983）

触れるものが何かわからないという症状である．この症状は，身体の感覚や触覚に対応している大脳皮質の体性感覚野に隣接する頭頂葉の損傷で生じるといわれている．

　失認症の患者に限らないが，たとえば視覚に問題があれば臭いをかぐ，音声に頼る，触れるなど，ほかの感覚属性に依存して情報を処理しようとする．人間の脳は自動的にダイナミックに機能する特徴をもっている．

2．失語症

　人間は6万年以上前に言語を獲得したといわれている．失語症（aphasia）とは，いったん獲得した音声言語や文字言語を理解したり表出したりする能力の障害を，後天的に生じることをいう．言語には音声言語と文字言語があるが，その両方が影響を受ける．

　失語症患者では発声器官（咽頭，舌，口唇などの筋肉も含めて）または運動機能には問題がない．それなのに言葉を話せない，文字を書けないのである．失語症は一般には左半球の損傷によって生じる．これは右利きの人では95％以上，左利きの人の場合でも70％あまりは言語機能が左半球にあるためである（Corballis & Beale, 1970）．このように，脳の働きと神経心理学の諸問題には利き手による違いがあることが知られている．このことについては別の著書を参考にされたい（八田，1996）．

　失語症では，損傷が脳のどの部位に生じたかによって症状は異なり，いろいろなタイプがある．

　左半球の音声言語機能は図3-3に示すヘッシェル回（Heschel's gylus），ウェルニッケ（Wernicke）領野，ブローカ（Broca）領野，弓状束（arcuate fasciculus），角回（angular gylus）の五つの主要要素から成り立っており，環シルヴィウス溝領域あるいは古典的失語症関連領域とよばれる（Beaumont, 1988）．

　ヘッシェル回は，聴知覚に関係が深い部位であり，また話し言葉の受容・理解の出発点でもある．ウェルニッケ領野は，側頭葉にあって角回，傍シルヴィウス回，上縁回の結合部にあたる．ブローカ領野は，下前頭回にあり，言葉の

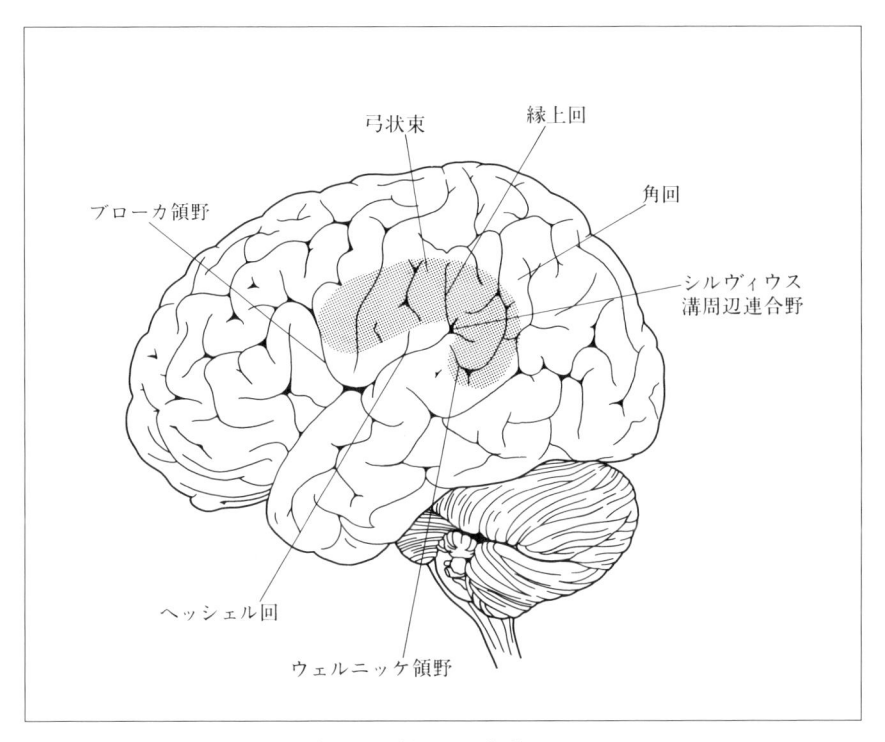

図 3-3 言語機能に関係する脳部位 (Beaumont, 1988)

表出に関係する．弓状束は前後にある言語関連部位の結合をしている線維の束である．このように言うと，五つの部位が正確に特定できるような印象を与えるが，これらの部位はそれほど明確なものではなく，神経細胞を特定しようとすると，かなりばらつくことが知られている．

　1980年代以降は，右半球も音声言語機能に関係が深いことが指摘されるようになった．音声言語ではプロソディ（韻律）が不可欠な要素であり，音声言語によるコミュニケーションは文法や単語検索を担う左半球と，プロソディ処理機能を担う右半球の共同的な機能である．プロソディとは，声の質，強さ，イントネーションなどの周辺言語情報のことであり，音声言語の情緒的な理解，洒落（しゃれ）や皮肉を受け止めるための文脈に沿った言語理解になくてはならないものである．

失語症の患者で，音声言語が正常であるにもかかわらず，文字言語の出入力が障害され，読書障害や書字障害が生じることがある．これらについては，次に簡単に記述する．

3．言語システムと機能

解剖学的な用語に基づかずに，言語をその機能から分析することも可能である．言語のシステムがどうなっているかは，失語症（aphasia）から推論することで検討されている．

失語症については，今までにいろいろな分類が試みられたが，現在最も広く受け入れられているのは五つの分類を考えるボストン学派のものである．

表 3-1 は五つのタイプの失語症の特徴をまとめたものである（Beaumont, 1988）．

表 3-1　失語症のタイプとその症状の特徴

タイプ	流暢さ	発語・書字	復唱	命名	理解
ブローカ	×	▲	△	△	○
ウェルニッケ	○	▲	△	△	×
伝導	△	○	×	△	○
失名詞	○	○	○	×	○
超皮質性	×	×	○	×	×
全失語	×	×	×	×	×

（○：可能，△：ほぼ可能，▲：ほぼ不可能，×：不可能）

1）ブローカ失語（Broca's aphasia）

運動性失語（motor aphasia）あるいは表出型失語（expressive aphasia）ともいわれる．言語を発生させることに障害がある．その障害の程度は，まったく話せないというような場合から，語の選択に支障があるというような程度までいろいろである．

表 3-2 に示すように文法上の誤りが多くなり，助詞や助動詞，形容詞が脱落する電文調とよばれる話し方がみられる（山鳥，1985）．また，無意味な音

節が出たり，「机」を「クツエ」や「ツクエツ」と言い誤るような音韻的錯語（phonemic paraphasia）が生じる．しかし，頻度の高い言い回しや歌唱は可能な場合がある．日本語書字では漢字よりも仮名が侵される傾向が強い．語の理解は一般に良好である．

表 3-2　ブローカ失語の発話サンプル

努力しても発語は開始しにくく，プロソディも悪い．構音は不明瞭な部分（○印）あり（失構音），非流暢．努力の果てにぽつりと単語が出る．音韻性錯語もある．

〔症例〕K.U. 58歳，男，右利き．
　左半球ブローカ領域，その皮質下およびその後方を含む左中大脳動脈上行枝領域の梗塞．
　「調子はどうですか？」
　「アリガトウゴザイマス．
　チョウシ……アノナ……チョウシ……エートナ……チョウシハ……エートナ……チョウシハ……ヨイデス．ヨロシイ」
　「どんな練習をしてますか」
　「エートナ……アノ……アノ……ア……イ……イ……，アイウエオ，カキクケコ，イウテナ……，○カラ……アッパ……ラッパ……アッパ……○カラ……ジオ，ダジオ……ラジオ」
　「病気の前はどんな仕事？」
　「シゴトハナ……アノ……エートナ……エート……，タ，タ，タ……ダイク（大工）．ダイクノトウトウ（棟梁）」

（山鳥，1985）

2）ウェルニッケ失語（Wernicke's aphasia）

　感覚失語（sensory aphasia）あるいは受容型失語（receptive aphasia）ともいわれる．話し言葉の理解，書字言語の理解の障害が中心である．ブローカ失語と症状は対照的である．表 3-3 に示すように錯語，保続などがみられるが，この症状がひどくなるとほとんど意味のわからない音を羅列するジャルゴン（jargon）が生じる．「机」と言うべきところを「イス」と言ったり，「赤」と言うべきところを「ミドリ」と言うような意味的錯語（semantic paraphasia）が認められる．聴力は保たれているが，語音の把握が悪いために復唱がおかしくなる（山鳥, 1985）．日本語の書字理解では漢字も仮名も同じように侵されることが多い．

表 3-3 ウェルニッケ失語の発話サンプル

発音は自然に開始されるが，音韻性や意味的錯語，新造語，分析困難な音などがまじり，文意不明．しかしプロソディ正常で流暢型

〔症例〕I.H. 68歳，男，右利き．
左第一側頭回後方（ウェルニッケ領域）を中心とする皮質下出血
「どこか悪いとこありますか」
「イヤ，ガッコウカラ……ガッコウカラ……マクッタラナァ……ガクデモオッタラナァ……エエデショウ．ホシタラマコッテ……ソウヤナ……マケテキテモラウホドエエバ，アランナロナァ」
「トッパイガ，トッパイガ，ロクジュウ，オテップ……マケヨウハヤ……」

（山鳥，1985）

表 3-4 伝導失語の発話サンプル

発語は努力なしに始まり，プロソディ，構成とも正常．音韻性錯語多く，喚語も悪い．しかし言わんとすることはよく伝わる．基本的に流暢型

〔症例〕M.O. 64歳，男，右利き．
左頭頂葉下部前方（縁上回）を中心とする出血病巣
「病気の始まりを教えて下さい」
「サイショ（最初）ハアノ……ナンカアノ……ジブン（自分）ノモノ（物）ノイイカタ（言い方）ガナナコシイコトガキマシテネ．イ（言）ウテルコトガネ．デ，ドウモ．クチ（口）ニモウテルトドウモ，クチ（口）ニモノガ，アノデキナンデネ……ドウモタダソレダケナンデネ．サイショハネ．ホテ，イマネ，ゴッツ，アノ，ゴ○ヲダ（食）ベルトキ（時）ニ，コノ，コレガ，コウ，マア，ゴハンガデキナクテ，ゴハンガタ（食）ベルトキニネ．コッチ（左手）ハモウフツウ（普通）デス．コッチ（右手）ハゴハンガネ，タベラレナクナッテネ．ゴハンハコウタ（食）ベナカッタンデス．フォークニテ（手）ガイッタリシテネ．ホンナ，ゴハンヲヤットタベテ，ミョウ（妙）ナコトガアッタナトオモ（思）テ，チョットマア……カオ（顔）ヲ，ア，アシ（足）ヲタ，タ……アシガマタウゴ（動）カンヨウニナッテ．デ，ミョウ（妙）ナンデ，マア，ソレデ，マアネ（寝）コンダンデスケドネ．デ，コンド（今度）リョウホウ（両方）トモアシ（足）ガオモ（重）ウナッテキテ，ソレデビョウイン（病院）ヘイ（行）ッタンデス」

（山鳥，1985）

3）伝導失語 (conduction aphasia)

弓状束の障害ともいわれる失語で，書字・話し言葉の両方に異常がある．言語理解は比較的保たれており，構音の障害もほとんどみられない．表 3-4 に

示すように錯語や語健忘がみられることがあるものの，自発語は比較的流暢に話せるが，復唱が著しく障害され，無意味語，抽象名詞などが特にひどいタイプと，自発語に錯語や錯文法を示すタイプとがある．したがって，言語理解は良好でも，検査者の指示に従って動作することができなくなる．写字は可能であるが，自発的に書いたり，聞いたことを書き取ることはできない（山鳥，1985）．日本語書字では漢字よりも仮名の錯読，錯書の障害が著しい．

4）失名詞（名辞失語；nominal aphasia）

名詞を正しく使用することに困難を示す障害が特徴で，角回（angular gyrus）の障害と考えられている．発語の理解や読みは可能だが，正しく語を検索することができない．したがって，話すのに大変時間がかかる．遠回しな言い方で物の用途をいうことはできるが，口頭や書字いずれの命令でも物品を選び出すことはできない．

5）超皮質性失語（皮質連結性失語；transcortical aphasia）

言葉の理解だけでなく，言葉の産出にも障害がある．したがって，超皮質感覚性失語（transcortical sensory aphasia）と超皮質運動性失語（transcortical motor aphasia）に分類することもある．オウム返しに真似をする発話はできる．言語の入・出力ルートに誤りを生じさせるものが存在するように思われる．伝導失語のちょうど逆のようなタイプの症状といえる．

6）全失語（global aphasia）

一応，ブローカ失語とウェルニッケ失語の合併したものとみなされており，言語に関するすべての機能が失われるタイプの障害がみられる．ただし，まったくの緘黙というのではなく，ある語句を自発的に繰り返したり，反復して発語することがみられることが多い．

一方，言語障害の特徴と損傷部位との関係については，かつては患者が死亡した後，脳を解剖して検討されたので，信頼性に疑問がないわけではなかった．しかし，最近では脳画像診断（第7章参照）が盛んに使われている．通常，こ

の画像診断から失語症のタイプと部位を検討した結果は，従来の指摘とよく一致している．このような失語症の特徴と損傷部位から，簡単な言語下位システムは，次のように考えることができる．

　まず，聴覚入力情報はヘッシェル回へ行き，次に隣接するウェルニッケ領野に到達しそこで理解される（図3-3参照）．単語の意味表象の貯蔵は角回近辺で行われ，弓状束は，前方の言語領野であるブローカ領野に直接的な伝達ルートを提供している．そしてブローカ領野で言語が出力される．超皮質性失語は発語に問題があるときは前部の言語領野の障害と関係しており，理解に問題があるときは後部シルヴィウス溝近辺の障害と関係している（Beaumont, 1988）．このようなシステムは，リヒトハイム（Lichtheim, K.）の失語図式（図3-4）をもとにしており，ウェルニッケ領野は聴覚言語中枢（図中のA），ブローカ領野は運動言語中枢（M），角回近辺は概念意味中枢（B）に対応すると考えられる．このようなモデルは言語システムを単純化しすぎているきらいはあるが，今まで集められた資料とかなりの程度一致している（Kertesz, et al, 1977）．

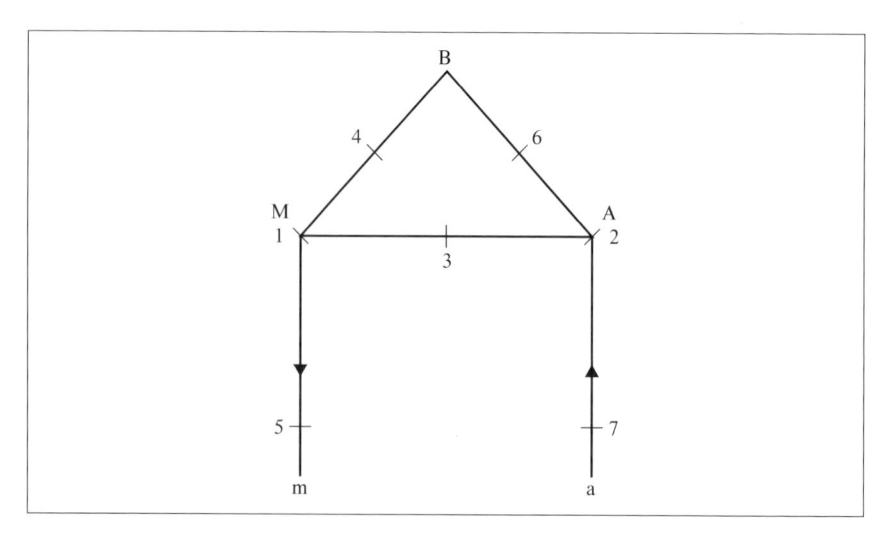

図3-4　リヒトハイム（1885）の失語図式
A：聴覚言語中枢，M：運動言語中枢，B：概念意味中枢　1．皮質性運動失語　2．皮質性感覚失語　3．伝導失語　4．超皮質性運動失語　5．皮質下性運動失語　6．超皮質性感覚失語　7．皮質下性感覚失語

2. 大脳皮質の障害　67

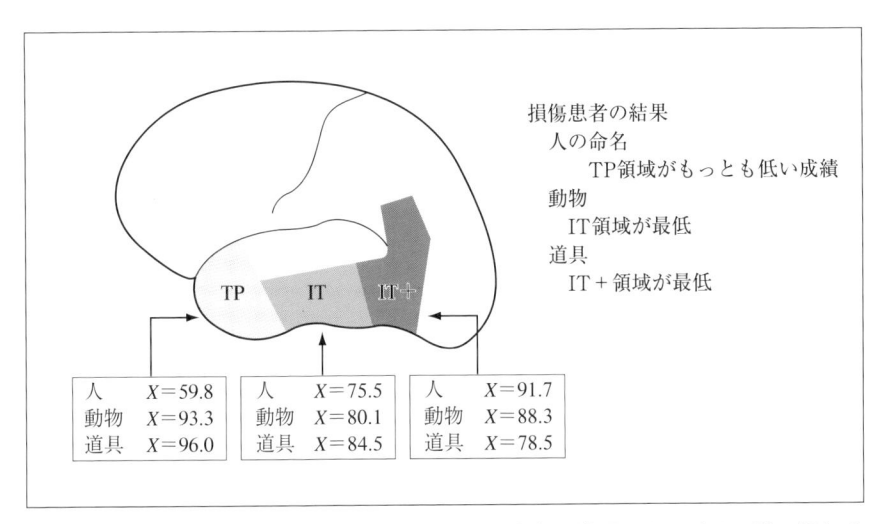

図3-5　脳画像研究が示す言語命名時の血流量の変化：単語はカテゴリー別に異なる部位が働く可能性を示している（Damagio, et al, 1996）

損傷患者の結果
　人の命名
　　TP領域がもっとも低い成績
　動物
　　IT領域が最低
　道具
　　IT＋領域が最低

人　$X=59.8$
動物　$X=93.3$
道具　$X=96.0$

人　$X=75.5$
動物　$X=80.1$
道具　$X=84.5$

人　$X=91.7$
動物　$X=88.3$
道具　$X=78.5$

　最近の脳画像研究法の進歩は，言語機能の検討に新しい側面を切り開きつつある．たとえば，ダマジオ（Damagio, A.）らは，健常者に顔，道具，動物の写真を見せて命名させる課題を実行しているときの血流量を測定した（Damagio, et al, 1996）．その結果，図3-5に示すように刺激の種類によって側頭葉の異なる部位が機能していることを明らかにし，単語の意味情報はカテゴリー別に貯蔵されている可能性を示唆している．また，情動語の認知では，扁桃体を含む皮質下（第5章参照）も機能することが報告されるようになり，言語システムの解明は大きく進展する可能性を示している．

4．失行症

　失行症（apraxia）は，身体にマヒ（麻痺）があったり感覚がないというわけではないのに，従来獲得していた行為ができなくなる症状をもたらす．
　私たちは日常気づかないでいるが，窓を開けるとか戸を閉めるとかいうような一見簡単な行為も，実は長い間の経験のなかで獲得された，時間や空間についての複雑に入り組んだ筋肉運動の系列から構成されている．これらの運動系列は記憶のなかに組み込まれ，特に意識されることなく行われる．このような

運動系列の記憶を手続き記憶とよび，物品名や人名などの意味記憶やエピソード記憶からなる宣言的記憶とは別のものとして扱われる．失行症は，このつくり上げられた運動系列のプログラムが壊れて，まるで記憶からなくなってしまったような印象を与える．

　失行症は失語症と同様にさまざまに分類されているが，現在では次のようなタイプの失行症が一般的に知られている．

　肢節運動失行（limb-kinetic apraxia）は前頭葉の前運動野の損傷によって生じるもので，通常，損傷を受けた半球とは反対側の手肢に障害が生じる．ペンやハシがうまく持てないなどの精巧な運動行為ができなくなるのが主な障害である．

　観念運動失行（ideomotor apraxia）は左半球の頭頂葉の損傷あるいは後頭葉および側頭葉から前頭葉に至る広い範囲の損傷によるとされるが，障害は左右両側の身体に現れる．自発的にはできる運動行為でも，他人からそれを指示されるとできない．たとえば，「敬礼するまねをしてごらん」「おいでおいでをしてください」などの問いに，動作で答えることができなくなるのである．患者は何を言われているのか理解はできているが，その行為ができない．この観念運動失行は，運動行為を言語的に表象する中枢とその行為の実行にかかわる前頭葉の運動領野との間の神経系路の障害の結果と考えられている．

　観念失行（ideational apraxia）は，運動行為を適切に構成することや，物を適切に使うことができなくなる症状である．個々別々の行為は知っているようであるが，マッチの軸をヤスリ面にうまく当てることができなくなる．マッチとローソクを渡されると，ローソクでマッチをするようなことをしたりする．また，鉛筆を持つ前に字を書く動作が始まってしまう，というようなことが生じる．今のところ，脳のどの部位がこの症状と関連があるかは明らかでない．左半球の前頭葉や脳梁が関係するという説もある．観念失行が最も多く生じるのは，酸素欠乏になり，両側半球に広範な損傷が生じたときであるとされる．

　構成失行（constructional apraxia）は，構成する能力に障害が生じる．構成技能は空間知覚以上に複雑であり，視覚連合野背側（where）ルートに関係が深い（図 3-2 参照）．したがって複雑図形の模写などが困難になる．もちろん

2. 大脳皮質の障害   69

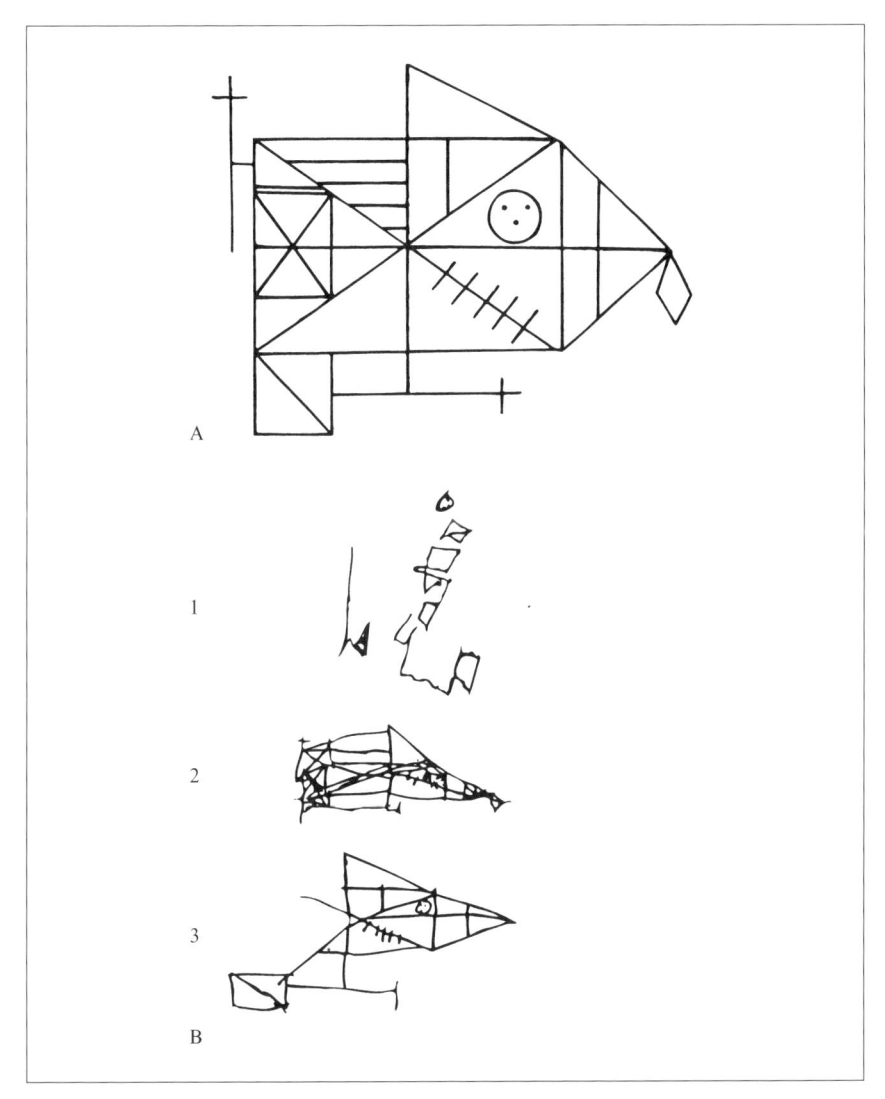

図3-6　右半球後頭葉を損傷した3人の患者（1,2,3）がRey-Osterriethの複雑図形を模写した結果（Lezak, 1983）

運動機能や視覚機能自体に問題があるのではない．後頭葉と頭頂葉あるいはその間の連絡に損傷があるといわれている．特に右半球に損傷がある場合のほうが症状はひどくなる．図3-6は3名の右半球後頭葉損傷患者による，標準的な複雑図形として空間認知検査に用いられるRey-Osterriethの図形模写の結果である．

行為の障害に関する報告では，前頭葉内側部病変のために，意志とは関係なく物品を使用してしまったり，また行動を模倣してしまうような使用行為（utilization behavior）や模倣行動（imitation behavior）に行動異常が出るといわれている（Lhermitte, 1986）．

5．注意障害

脳損傷がもたらす注意障害には，半側空間無視（hemi-spatial neglect）とバリント（Balint）症候群がある．図3-7は半側空間無視の症状を示す患者の鉢植えの描画と線分2等分課題における結果である．半側空間無視は右頭頂葉損傷により，左側の空間にある外的なものが内的表象をつくれずに認知できない症状をもたらすのである．患者は，左半分の空間は存在しないかのように描

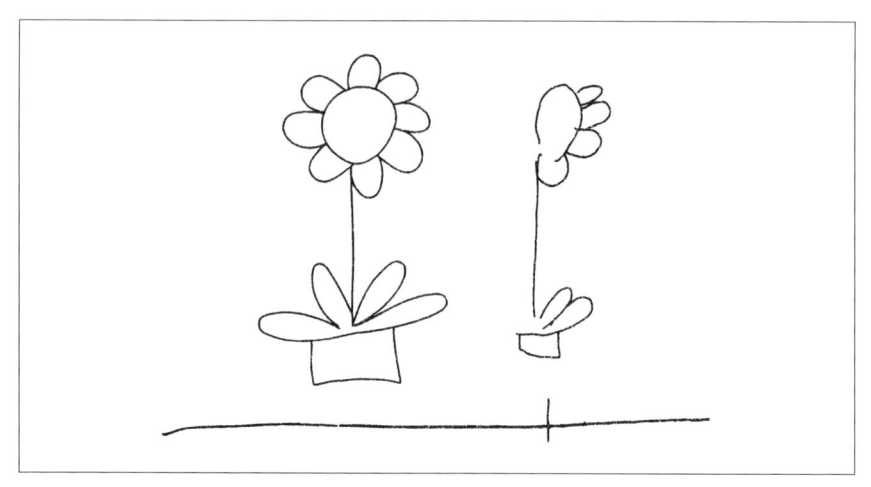

図3-7　左半側空間無視患者の描画例：左側を完全に写し落している．左がモデル（山鳥，1985）．線分2等分課題での結果（Heilman, et al, 1985）

画し，右半分の空間のみから中心を同定していることがわかる．半側の無視は視覚だけでなく，体性感覚や身体感覚なども含まれる．これは，後頭から頭頂領野にかけての背側（where）ルートの損傷とみなすことができる．

このルートの損傷は，点の定位（左頭頂葉上部の損傷は右空間での定位を不能にし，逆に右頭頂葉上部の損傷は左空間での定位を不能にする），奥行き知覚（両半球の損傷），幾何学図形の認知（右頭頂葉の損傷），運動認知（両半球の損傷），心的回転（右頭頂葉の損傷）の障害などが知られている．

バリント症候群は，①随意的に視線の移動ができない，②対象をうまく掴むことができない，③部分はわかるが全体として捉えられない（木は見えるが，森としては捉えられない），の3症状を示すもので，両側の頭頂から後頭領野にかけての損傷で生じることが知られている．

6．読み書き障害

文字言語に焦点を当てた検討が，音声言語とは独自の視点から行われている．言語の理解に関係が深い障害に，読みと書字の障害がある．前者を失読症（alexia）あるいは読書障害（dyslexia），後者を失書症（agraphia）という．読み書き障害の研究からはいくつもの下位グループの存在が提唱されている．このことは，図3-8に示す読み処理モデルの要素や経路が障害されることにより，さまざまな障害タイプが起きるものと推察されよう．

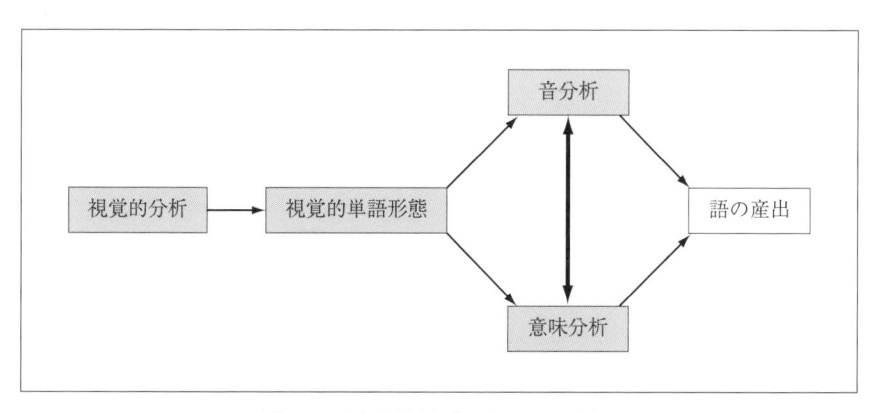

図3-8　読み処理プロセスのモデル

読み障害は，かつては読むことが可能であったのに読みの能力が失われる後天性読書障害（acquired dyslexia）と，知能に問題はないのに読む能力の獲得がうまく行かない発達性読書障害（developmental dyslexia）に分類される．前者は角回，上縁回あたりの損傷が推定されており，後者は後頭葉の異常ともいわれるが，損傷部位との関係はまだ明白ではない．

山鳥や岩田らによるわが国の失語症研究からは，しばしば漢字と仮名の読み書き障害に乖離があることが報告されている．図3-9は岩田が提唱する読み書きの神経メカニズム仮説である（岩田，1987）．欧米語の処理に関与してい

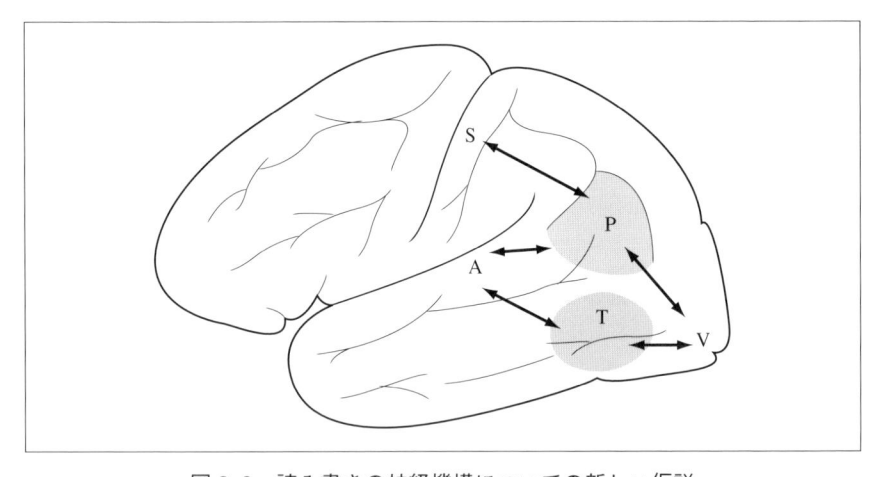

図 3-9　読み書きの神経機構についての新しい仮説
　Geschwindの提唱する仮説に加え，左側頭葉後下部（T）を介し，漢字の意味と文字図形との結合が営まれていると考えるなら，日本語における失読と失書のすべての現象を容易に説明することが可能となる．Sは体性感覚領域，Pは左角回，Aはウェルニッケ領域，Vは視覚領野を示す（岩田，1987）．

ると指摘される左角回に加えて，日本語では左側頭葉後下部も関与することを指摘している．左角回は文字の表音機能に基づく読み書き処理（したがって，仮名語），左側頭葉後下部は表意機能に基づく読み書き処理（したがって，漢字）を担っているというものである．

1970年代の神経心理学の主要な話題に，読書障害児（reading disabilities）研究がある．読書障害児の出現率は，欧米では10〜20％といわれるのに比べ，

わが国では異常に低く1％未満と報告されたことがある（Makita, 1968）．この報告に基づき，欧米の研究者は読書障害の原因として表記方法を疑い，発音と表記が対応する仮名と，必ずしも対応しないアルファベットとの違いや，漢字と仮名表記を混合して使用することなどにその理由を求めた．

　読書障害児は通常，「知能は正常範囲にあるのに読書能力が2年以上遅れている子ども」と定義されるが，この報告では知能測定や標準化された読み能力検査が行われていなかった．わが国に読書障害児はいないというこの研究は，その後筆者らの研究で否定され，脳機能に原因を求める考え方が一般的となった（Hatta & Hirose, 1990；Hirose & Hatta, 1988）．日本における読書障害児は約11％と推定され，欧米の報告と大きな違いはないことが明らかとなった．筆者らの研究では形の弁別，図－地分化などの知覚的な要因よりも，理解，記憶，推理などの認知的な要因に障害の原因があることや，欧米での研究と同様に，男児における出現率が女児よりも高いことが報告されている．このような研究は，読むという知的な営みがどのように行われるのかを知るだけでなく，読むことに問題のある児童がどうしたら障害を克服できるか，その治療方法を示唆することにつながる．

7．運動コントロール

　ピアニストの指の運動や体操選手の身体の動きを見ればわかるように，意図的な運動コントロールシステムは複雑でしかも大変すばやい．また，普通の人間でも数秒間でアルファベットのAからZまでが言える．このような複雑ですばやい意図的な運動も，脳から脊髄内の複数の運動ニューロン経路が基盤となって構成されている．

　運動のコントロールは大別して，錐体路系と錐体外路系の二つのシステムが行っている．錐体路系は，大脳皮質の運動領野の錐体細胞から中脳を下り，脊髄に至る経路で，錐体細胞群の軸索が脊髄内のシナプスで運動ニューロンと結合し，運動ニューロンの軸索が末梢の筋肉と連絡している（図1-8参照）．脳幹のところで8割の線維が交差し，身体の反対側の筋肉の随意運動（voluntary movement）をコントロールしている．したがって，一方の大脳半球は反

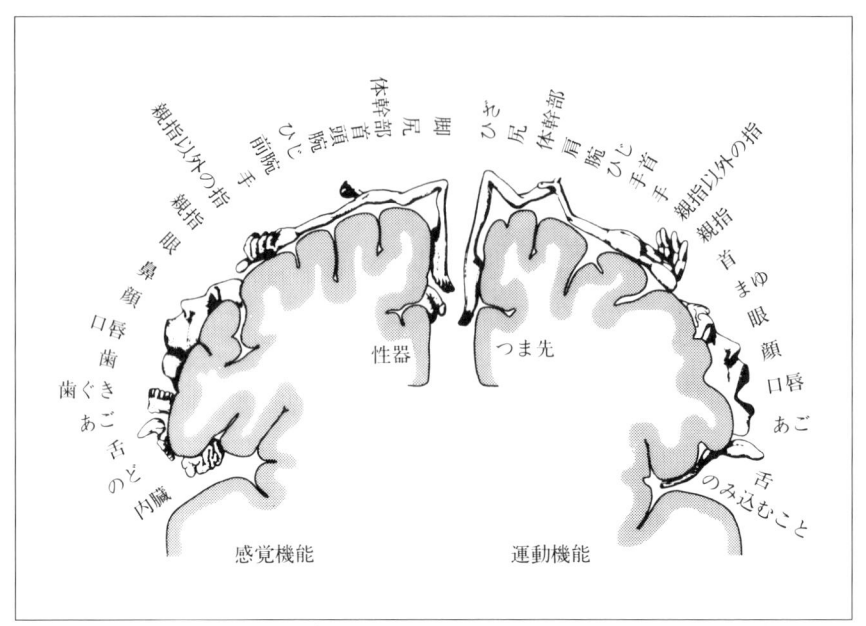

図 3-10 ペンフィールドの電気刺激法による脳の機能地図：脳の各部位は感覚情報，運動情報を処理している（八田，1984）

対側の身体をコントロールしているのである．大脳皮質の運動野だけでなく，頭頂葉や基底核，小脳などほかの部位からも影響を受けるが，このシステムの中心は大脳皮質から筋肉への直接的コントロールといえる．

　大脳皮質の一次運動野はトポロジカルに，すなわち空間的・位置的対応関係が維持されて構成されている．つまり，皮質の部位と運動をコントロールしている身体部位が正確に対応している．大脳皮質のある部位を刺激すると特定の身体部位の運動が起きる．このような刺激方法でつくられたのが図 3-10 である．この図の右半分から明らかなように，身体の部位の大きさとそれに対応する大脳皮質の大きさとは関係がない．運動の精密さと大脳皮質の広さには相関がある（左半分は感覚機能を示す）．粗大な運動をする足や胴は大脳皮質での対応部位は小さく（狭く），手や顔，舌など精密で複雑な運動に対応する部位は広い．錐体路系の損傷では，運動が完全に損なわれるのではなく，弱くなったり，不正確になったりするという障害をもたらすことになる．これは錐体細

胞と平行する複数の神経線維束が大脳皮質の部位とトポロジカルにマップされているためである．

　運動系は大脳皮質運動野から脊髄を経て末梢に至る随意運動を担う錐体路系と，主に脳幹網様体から発進する錐体路系以外のすべての運動（不随意運動；involuntary movement）をコントロールする錐体外路系とから成っている．錐体外路系は錐体路系以外のすべての運動コントロールに関係する複雑な系で，視床，基底核，小脳，脳幹網様体，大脳皮質運動野の一部が関係する．視床は前頭葉と小脳に情報を送り，基底核と小脳から情報を受け取っている．また，前頭葉皮質は基底核と小脳に情報を送っている．小脳はおそらく筋肉運動を滑らかにするための調整役を演じ，中心部はバランスや姿勢の維持に関係し，側方部は手指の運動共応に関係していると考えられる．視床は，前頭葉と基底核が構成・計画した運動を，主に両者の管理のもとで調整している．

　この錐体外路系は，錐体路系よりも拡散的な系であり，飲み始めたボトルの中身が半分になっても問題なく把持できるなどの意識することのない運動コントロールを可能とするが，損傷を受けると運動にいろいろな障害を現すことになる．小脳の損傷は運動を実行するときに震えを生じたり，共応動作がうまくいかなくなったりという症状をもたらす．バランスがうまくとれなくなったり，歩行が頼りなく，ぎこちなくなったりする．基底核の損傷は運動の促進と抑制に障害をもたらす．

　運動が脳のどの部位から始まるかを特定することはそれほど容易ではないが，最近の脳画像研究の成果から，前頭葉のいくつかの部位と皮質下との階層的構成で生じることが明らかとなってきた（図1-16参照）．皮質下で生じた動機づけが前頭前野（pre-frontal cortex）に運動プランをつくるように信号を送り，補足運動野（supplementary motor area：SMA）で運動パターンがつくられ，一次運動野の錐体細胞が筋肉の共応的動作を産出する．皮質下の基底核が，前頭前野でつくられるプランに合う運動プログラムを調節している．

　したがって，運動野の細胞はある運動動作の前に活動を開始するが，その前に錐体外路系の別なところの細胞が活性化するというように，階層的に運動野の細胞が活性化すると考えられる．小脳は皮質の細胞の活動開始前，開始後の

両方の活動に関係していると思われる．ひとたび運動の開始が決定されると，運動のコントロールはそれぞれの段階で命令を受け，正確さを増していくというようなかたちで，意図は高度な系列に階層的に変換されていき，個々の筋肉に伝わると考えられる．

脳の損傷による運動障害は，その部位やタイプおよび程度によっていろいろなかたちで現れる．表 3-5 は運動障害を表す用語をまとめたものである．

表 3-5　運動障害

失　行（apraxia）	目的的な運動が実行できない 身体にマヒがないのに命令や指示による運動ができない 一般に三次領野の損傷で生じる
運動失調（ataxia）	筋肉の共応ができない 筋肉運動が不規則となる 小脳の損傷で生じる
片マヒ（hemiplegia）	身体の片側が完全あるいは部分的にマヒする 運動野（4 野）の損傷で生じる
対マヒ（paraplegia）	下半身がマヒあるいは不全マヒとなる 脊髄の損傷で生じる
マ　ヒ（paralysis）	身体の一部で運動と感覚が失われる 運動ニューロンの損傷で慢性的なものが生じる 運動野（4 野）の損傷で一過性のものが生じる
不全マヒ（paresis）	わずかなあるいは不完全なマヒ 運動ができなくなる 梅毒の感染後生じる

前述の基底核が，前頭前野の補足運動野がつくるプランの調節に過活動して失敗するとハンチントン（Huntington）病が，過少活動して失敗するとパーキンソン（Parkinson）病が現れ，運動に影響することになる．

第4章
ラテラリティ

主な項目
1．離断脳研究　2．解剖学的差異　3．ラテラリティの研究法
4．健常成人のラテラリティ　5．近年のラテラリティ研究

学習のポイント

　左右大脳半球の間の差異，つまりある機能は一方の半球が他方よりも優れることをラテラリティ（laterality）が認められるという．側性化・偏側性（lateralization），半球機能差（functional asymmetry）などの訳語が当てられることもある．

　左右対称形をしているように思える脳も，図4-1に示すように，真上から正確に測定すると右前部と左後部が出ているようにやや歪んでいる．また，脳画像検査によれば，左半球のシルヴィウス溝は右半球よりも長く傾斜が緩いこと，細胞のシナプス結合数も左半球が右半球よりも多いなど，構造的な差異のあることが知られるようになった．また，左半球損傷では言語機能喪失はあるが空間機能喪失は少なく，逆に右半球損傷では言語機能喪失は少なく空間機能喪失があるというように，二重乖離が脳損傷例でも確認できていることなど，ラテラリティについては以前から研究されてはいた．しかし，盛んに研究が行われるようになったのは1960年代のスペリー（Sperry, R.W.）らの離断脳研究グループによる一連の研究以降であり，最近では学術専門誌も発刊されるようになってきた（Gazzaniga, 1970）．

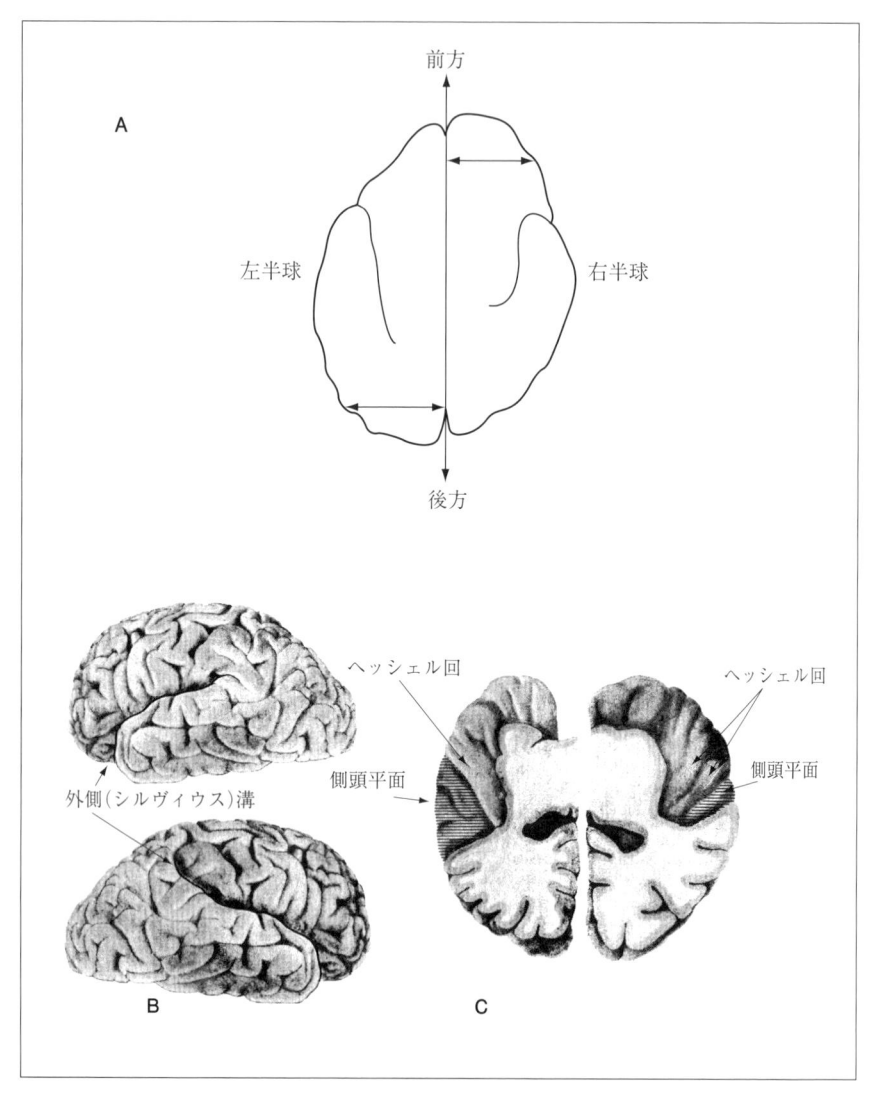

図 4-1 人間の脳の解剖学的非対称性

A；右半球は前方部が左半球よりも広いが，後方部では逆に狭くなっている．B；外側溝は左半球の方が低い位置にとどまるのに対して右半球では高い位置にまで至っている．C；側頭平面は左半球の方が右半球よりも広い面積を占める（Geshwind, 1972；Kolb & Whishaw, 1990）．

1. 離断脳研究

重いてんかん患者の治療法として左右半球をつなぐ脳梁を切断した（離断脳；split brain）場合，なぜか症状の改善が多く，その理由を探る過程でスペリーらの研究グループは，これらの離断脳患者を対象にして，左右それぞれの半球機能を調べた．その結果，次のことが見出された．

1) 右半球は話せないが，10歳児程度の言語認知機能をもつ．
2) 空間認知能力は右半球のほうが左半球よりも優れる．
3) 情報を処理する様式に差があり，左半球は言語媒介的処理，分析的・継時的処理に，右半球は画像媒介的処理，全体的・同時的処理に優れる．

これらの知見は後で紹介する一連のタキストスコープによる瞬間提示法または瞬間視野実験法と，比較的長い時間かけて刺激を提示しても情報を片側半球に限って入力できるZレンズ法（図4-2参照）とによるものである．

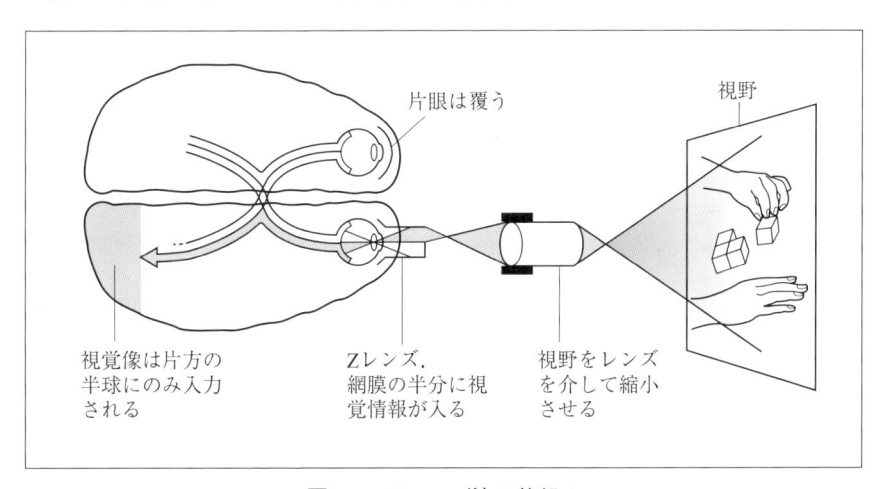

図4-2 Zレンズ法の仕組み
片眼で事物を見ると，視覚情報伝達路にあるように，長時間片方の大脳半球に情報を入力することができる（Springer, & Deutsch, 1981）

レヴィ（Levy, J.）は巧みな瞬間視実験でこのような差異を証明している（Levy, et al, 1972）．図4-3のように左右半分が別の顔でできている刺激を離

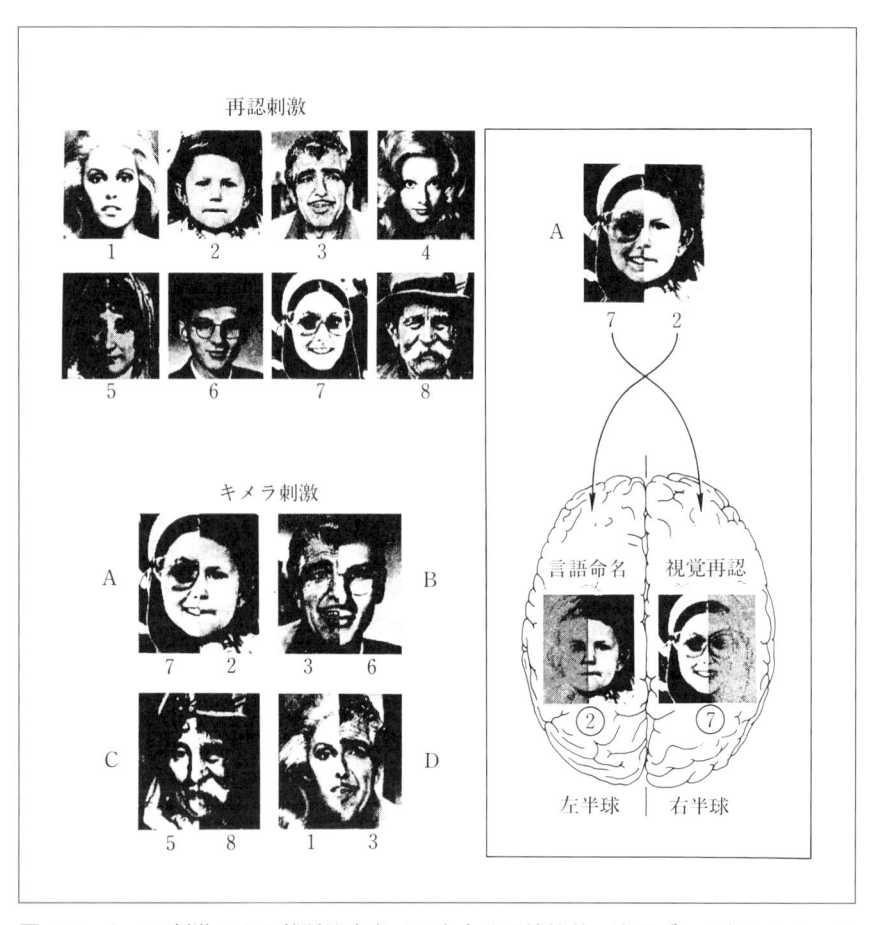

図 4-3 キメラ刺激による離断脳患者での左右脳の機能差：半分ずつの顔からキメラ（怪物）刺激を作成し，瞬間提示すると言語反応の時は左半球，非言語反応の時は右半球に提示された顔を選択する（Levy, et al, 1972）

　断脳患者に瞬間的に見せ，顔の右半分は左半球，左半分は右半球に入力するようにした．どの顔が見えたかを言語で報告させると，患者は左半球に入力した顔を，一方，言語でなく見えた顔はどれかを指摘させると右半球に入力した顔を選んだ．それぞれの半球が得意とする様式で情報を処理していることがわかる．図 4-4 に示す研究は左半球が機能，右半球がみかけの類似性を基準に判断することを示している．

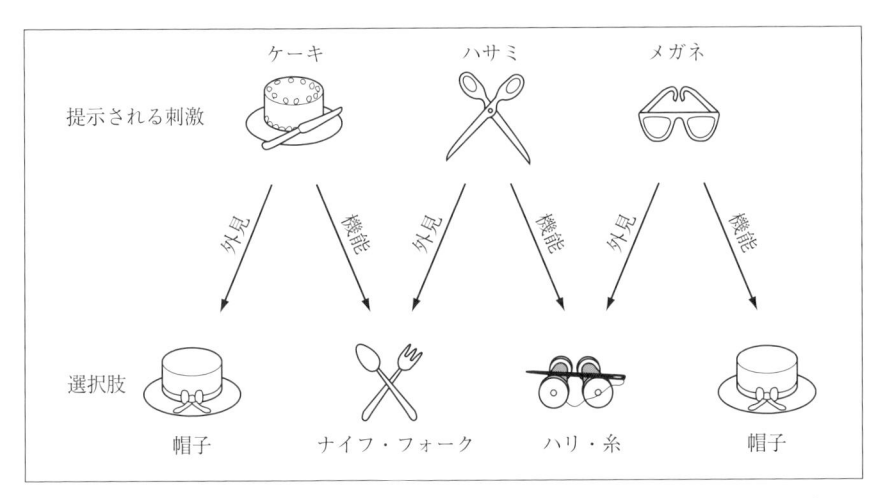

図 4-4 離断脳患者でのマッチングテスト：上段のような刺激が左，右半球に瞬間提示され，もっともぴったりするものを選ぶように指示する．右半球が刺激を見たときは「外見」，左半球が刺激を見たときは「機能」を基準に選択を行う（Levy & Trevarthen, 1976）

このような離断脳患者における一連の発見は，健常者での検討を促すことになり，膨大な量の研究が行われた結果，後述するようなさまざまなことが明らかになってきた．

ところで，離断脳患者は脳梁の切断後短期間で日常生活にほとんど問題を生じなくなったことが報告されている．これは，視覚で処理できないと地面に落としてみてその音を手がかりに事物を認識するような，cross-cuing とよばれるメカニズムなど，問題解決に向けての脳の力動的な機能方略の採用や，右半球の言語などでの機能補償に由来すると考えることができ，前述したように，これは脳は複雑にいろいろな部位間で相互に関連する機能システムであることを示している．

2. 解剖学的差異

すでに 19 世紀に左右脳の解剖学的非対称について報告されているが，このことは，約 30 年前の報告（Geschwind & Levitsky, 1968）までは，ほとんど

無視されていた．ゲシュヴィンド（Geschwind, N.）は図4-1に示すように，聴覚野に近い左の側頭平面（plenum temporale）が65％の人で右半球より大きいことを指摘した（Geschwind, 1972）．その後，このような差異は20週齢の胎児でも認められることや，男性が女性よりも顕著であることが報告されている（Wada, Clarke&Hamm, 1975）．従来信じられてきた，左右脳は解剖学的に対称であるという考え方は正確ではなく，また非対称が胎児でも認められることは，ラテラリティの発達を考えるときに重要な意味をもつことになる．

3．ラテラリティの研究法

離断脳研究に刺激されて，主に健常者を対象に視覚，聴覚，触覚などでの左右半球の機能差の検討が行われた．

神経心理学が意図する「脳とそれが生み出すもの」の関係を解明していくうえでは，脳損傷者での研究は必ずしも効率のよいものではない．脳損傷は，個性がある人間のさまざまな発達時期に，さまざまな原因で生じるため，一つとして同じものはない．類似した脳損傷のタイプを集積することは容易ではないし，検討したい研究対象となる脳損傷に出会うことも僥倖を待たねばならない．

そこで，脳に障害のない左右の大脳半球の働きを知るには，健常者を対象に検討することが重要となる．幸いなことに，1960年ころから健常者を対象にして，左右の大脳半球の働きを推定できる実験心理学的方法が開発されてきた．

健常者を対象としたそのような研究により，離断脳患者で見出された発見が再確認されたり，脳損傷者での研究結果が追証されたりしている．健常者での研究と離断脳研究，脳損傷研究の結果の一致がある場合，その発見は人間の脳の働きを知るうえで最も信頼のおけるものとなろう．

そこで，今までに健常者の左右大脳半球機能を検討する方法として考案された代表的研究法を紹介しよう．ここに紹介する方法以外にも，二重課題法，左右視野非同期提示法などいろいろな方法が工夫されているが，ここでは省略する（八田，1980．池田・八田，1986）．

1．視覚機能の研究法

　健常者の視覚機能における左右大脳半球の働きを調べる方法としては，離断脳研究でスペリーらが用いた瞬間提示法が最も一般的に用いられている．
　まず，スペリーらのグループはどのような手法で研究したのかを紹介しよう．

1) 視野差と脳機能

　瞬間提示した場合に英単語が右側の視野でよく認知されるという現象は，1950年代には読書習慣や眼の走査方向など末梢的なものが原因であるとみなされていた経緯がある．しかし，このような視野差の現象はその後の研究で，脳の機能差の反映であることが判明した．
　単語を縦に配列して読書習慣の影響が生じないようにした実験でも，単語は右側の視野のものが認知されやすいことや，文字を一つだけ提示しても右半分の視野のほうが認知されやすいことなどが次々と報告され始めると，右の視野の英単語がよく認知されることは，読書習慣に基づいているとは考えにくくなってきた．
　さらに，初期の実験では瞬間提示する時間制御に信頼性が乏しかったが，10〜20 ms（ミリ秒）のような非常に短い提示時間にし，片方の視野だけでなく両方同時に二つの語を提示しても右側の視野のほうがより正確に認知された．この結果も読書習慣や眼球の走査が原因とする考え方に合わないものである．それ以外にも，たとえば文字でない線分の方向や無意味図形を代わりに提示すると，左側の視野のほうが正しく認知されることもわかってきた．
　以上のような理由から，瞬間提示された材料を認知するときに左右の視野に成績の差が生じるのは，末梢的な理由ではなく，左右の大脳半球の機能差つまりラテラリティが反映されていると考えられるようになった．

2) 瞬間提示法

　図4-5が示すように，人間の視覚神経伝達路は，左半球には右側の視野の情報が，右半球には左側の視野の情報が入力するように完全に交叉している．

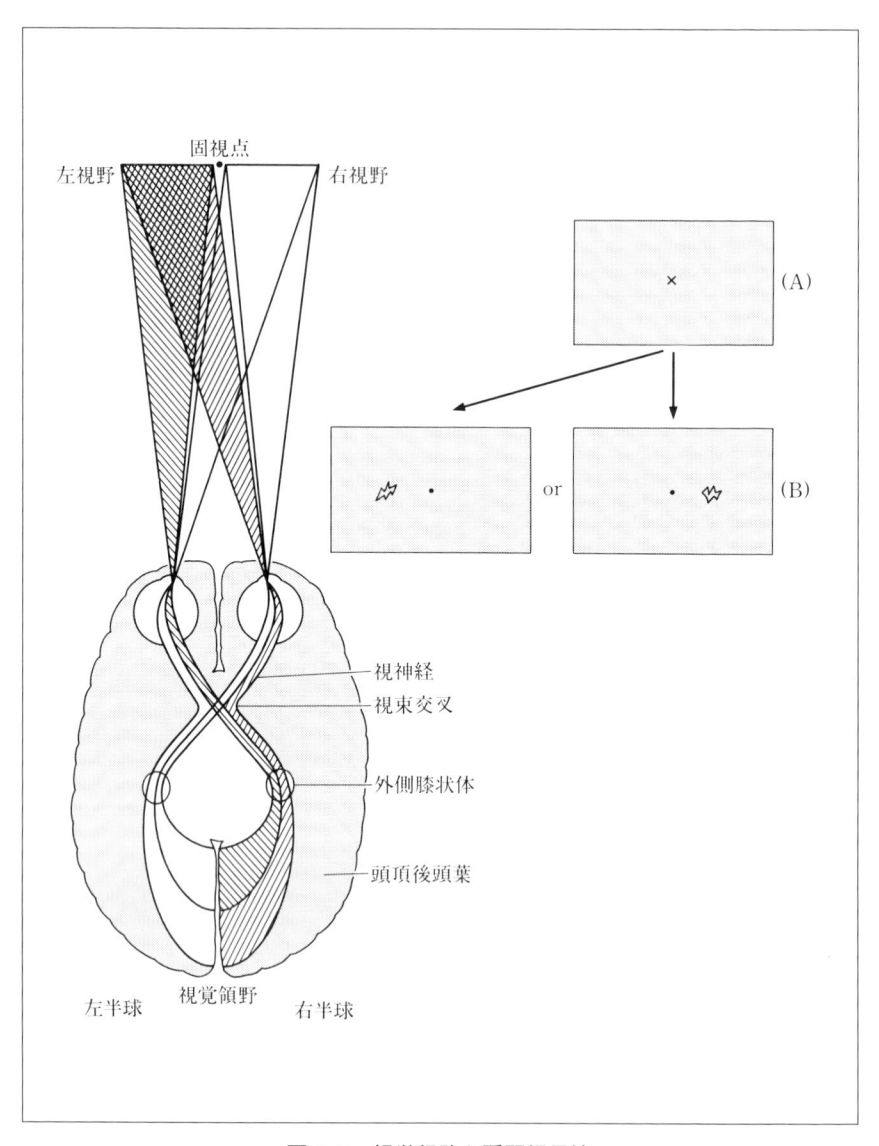

図 4-5　視覚経路と瞬間提示法

視覚神経系路は左右に交差しているので，視野の中央を見させて，瞬間的に左または右の視野に刺激を提示すると，片側の半球の視覚野に入力される

したがって，もし眼球が動かなければ，右側の視野の刺激材料は左半球に入り，左側の視野の刺激材料は右半球に入る．脳梁や交連線維を介してそれぞれの半球に入った情報は反対側に 20 ms（ミリ秒）以内で転送されるが，最初に情報を受け取ったか，転送されたものを受け取るかで，認知の成績に差異が生じたり処理の速さに違いが出ても不思議ではない．

現在では，健常な被験者が前方視野の中心を見ているときに瞬間提示した条件の下では，右視野の認知成績は左半球の視覚認知機能を反映し，左視野の成績は右半球の視覚認知機能を反映するものと理解されている（八田，1982，1996）．

具体的にどのように視覚機能の左右半球機能差が検査されるかは図 4-5 に示した．まず A が 2 秒ばかり提示され，この視野中央の×印をじっと見つめることが求められる．×印が消えると同時に，今度は B が瞬間的に提示される．B は通常眼球運動が始まるよりもはるかに短い 10〜160 ms（ミリ秒）しか提示されない．実験者は B で何が見えたかを問う．B の瞬間提示では，刺激材料の半数は右側の視野，半数は左側の視野に出現する．通常，左側に出現するのと右側に出現するのとではでたらめの順序となるので，予想をして見ることができないようになっている．

実験者は A を提示し，続いて B を瞬間提示することを何度か繰り返し，右側の視野のほうが正確に認知できたか，それとも左側の視野のほうが正確であったかを算出する．ある刺激材料を左右の視野に提示したとき，右視野のほうの認知が正確であれば，その刺激材料の認知に左半球のほうが優れると解釈し，逆に左側の視野のほうが優れた場合は，右半球のほうが優れると説明される．

認知の正確さ以外に認知の速さが比較されることもある．どちらかの視野に提示された刺激の認知が速く行われれば，その視野と反対側の大脳半球の機能が優れると説明される．

3）瞬間提示法の問題点

このような瞬間視の状況では，被験者が実験者の望むように B の時点で視野の中央を見ていたかが大きな問題となる．もし見ていないとすると，片方の視

野の視覚情報が片方の半球に入力するという考え方の前提がくずれるので，頭部が動かないように固定するだけでなく，次のようなチェックが行われる．

　通常，Bの時点で視野の中心に小さな数字が提示される．被験者は1試行ごとに何が見えたか反応した後，その中心の小さい数字が何であったかを報告する．正しく報告できれば，その試行で被験者は正しく中心を見ていたことが確かめられるわけである．正しく報告できない試行は中心を見ていなかった疑いがあるので，通常，結果を比べるとき算入しない．ところで，このような実験では，視覚刺激は視野の片側であればどこに提示してもよいのかというと，そういうわけにはいかない．コーエン（Cohen, G.）によれば，視角にして2.5°～5°中心から側方に離れた位置に提示するのがよいとしている（Cohen, 1977）［注：視角の算出式は，物体の大きさをd，眼までの距離をDとしたとき，視角 ＝ 57.3 × d／D 度で求められる］．

　視野の中心を見ている場合，視角2.5°～5°までの中心に近い部分の入力情報は，両方の半球に入ることが知られている．また，あまり視角が大きくなりすぎて中心が横へずれすぎると周辺視となり，認知成績が激減するのである．

　このようにして得られる左視野提示分と右視野提示分の認知成績は一方がゼロというようなことは生じない．通常どちらか一方の成績が2～3割程度よいというぐらいである．したがって論議される右半球優位とか左半球優位とかいう指摘は，あくまで相対的な意味のものであり，どちらか一方の半球だけが機能するという意味ではないことを念頭においておかねばならない．

2．聴覚機能の研究法

　聴覚機能についての大脳半球機能差を検討する方法として最も広く受け入れられているのは，キムラ（Kimura, D.）による両耳分離聴テスト（dichotic listening test）とよばれる方法である（Kimura, 1961）．

1）両耳分離聴テスト

　この方法は文字どおり両耳に別々のものを分離して聞かせ，左耳と右耳の聴取についての競合状態をつくり出すことをねらったものである（図4-6 参照）．

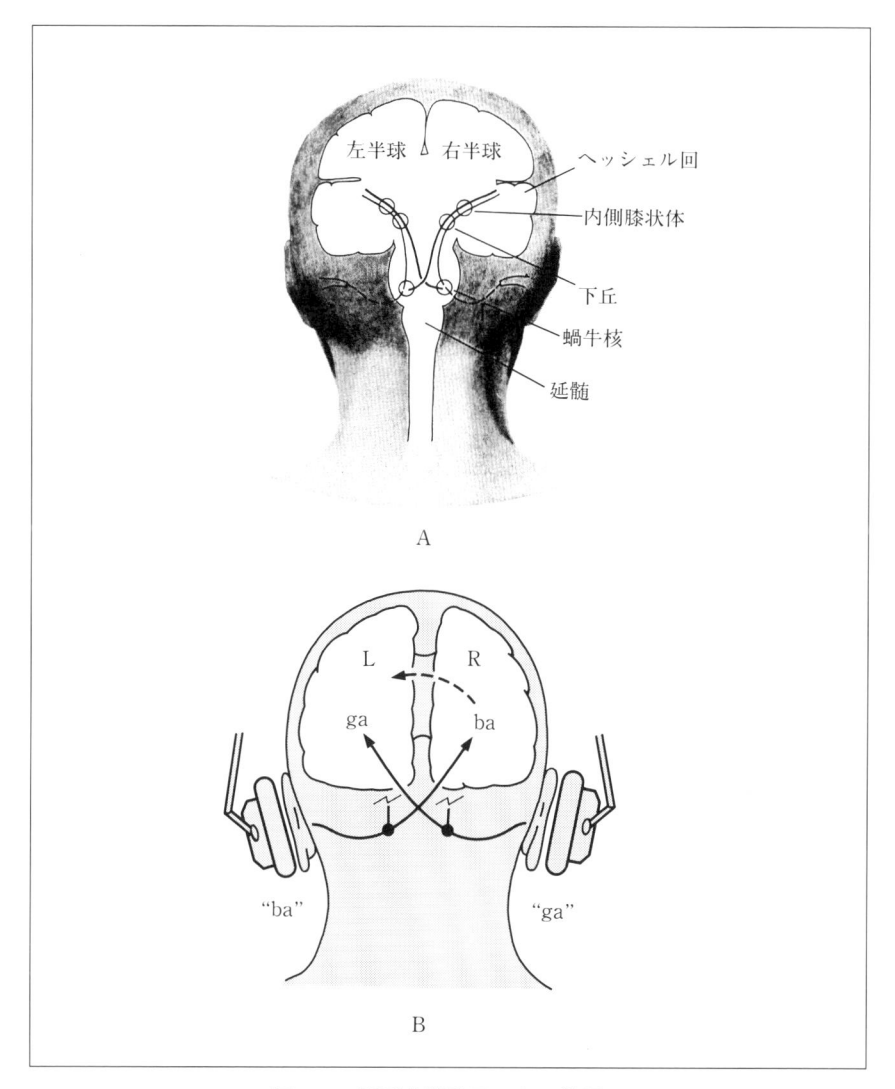

図 4-6　両耳分離聴テストの仕組み
　聴覚神経系路は完全に交差していないが（A），反対側の聴覚野に行く経路が優勢なので，左右の耳から同時に刺激"ga"と"ba"音を提示すると，交差しているのと同じような状態がつくれる（B）．右耳に刺激を提示する条件と左耳に提示する条件を比べることで左半球と右半球の機能を比較できることになる（八田，1984）

左右の耳から別々な音を聴取させるという実験自体は，もともと「注意の問題」の研究に取り組んでいた英国のブロードベント（Broadbent, D.E.）の1952年の実験に端を発している（Broadbent, 1952）．

ブロードベントは左右の耳から三つの数字が同時に聞こえるようなステレオテープを健常者に聞かせてみた．たとえば3 ― 4 ― 9が左耳から，5 ― 2 ― 7が右耳から聞こえ，しかも3と5，4と2，9と7は同時に聞こえるようになっていた．

2）両耳分離聴テストのメカニズム

ブロードベントの両耳分離聴テストを1961年，キムラは脳損傷患者に実施してみた．その結果，左半球に損傷のある患者も右半球に損傷のある患者も，どちらの側に損傷があるかに関係なく，右耳から聞こえる数字のほうがより多く報告できることを見出した．

それまでの研究で，純音を知覚する能力は左耳も右耳も同じぐらいであることが報告されていたので，キムラは右耳からの数字のほうがよく報告できるという事実は脳と耳との関係に原因があるのではないかと考えた．

彼女が考えたのは図4-6に示すような説明モデルである．Aは，聴覚神経伝達路の模式図である．左耳からの神経経路は○印の蝸牛核で二方面に分かれ，一方は言語音が処理される左半球のヘッシェル回とよばれる部位に，一方は右半球のヘッシェル回に至っている．逆に右耳からの神経経路の一方は左半球の，他方は右半球のヘッシェル回に至っている．左右耳からの刺激音はいずれも左半球のヘッシェル回に至る経路があるので，モノラル提示では左耳からでも右耳からでも同様に，聞こえた音や語を報告できる．しかしながら，交差性の経路に比べて同側半球に至る神経経路は数が著しく少ないことが知られている．

そこで，キムラは，図4-6のBのように右耳と左耳から同時に音刺激"ba"と"ga"が提示されるような競合条件では，神経経路の希薄な同側性の経路は抑制されて使用されず，もっぱら交差性の神経経路によって音の情報が処理されると考えた．その場合，右耳からの語音は左半球のヘッシェル回にすぐに到達するのに比べて，左耳からの語音が何かを報告するためには，脳梁を介して

いったん右半球に入ったものが左半球に転送されて，その後，答えねばならない．

右耳からの語音と違って左耳からの語音は半球間を転送されるわけで，その間に情報にはノイズが混じってくる．したがって右耳の語音はよく認知されるのに，左耳からの語音の認知は少し劣るようになる．つまり，認知成績に右耳の優位がもたらされるわけである．

通常，両耳分離聴テストでは，実験を受ける人（被験者）の再生する成績には個人差があるので，右耳優位率（right ear advantage：REA）［注：算出式は普通，REA＝(R−L)／(R+L)×100 が用いられる．ただし，R：右耳正答率，L：左耳正答率］を計算して左右半球の機能差が検討される．また，筆者らの研究では数字系列よりもCVC（子音─母音─子音）音の対のほうが安定した右耳優位が得られている（Hatta, 1988）．

3）両耳分離聴テストの裏づけ

このキムラの説明モデルは，二つの裏づけがある．その第一は，どちらの耳からでもいいから聞こえたものを報告するように被験者に要求すると，右耳に聞こえた音から答えるという現象が生じるはずである．それは右耳から語音が左半球に達するとき使用される神経経路の長さが短いからである．このことは，どの研究でも指摘されており，筆者らの行った実験でも特に答える耳を指定しないでおくと，右耳の語音をはじめに報告することがみられた．

第二は，離断脳患者に両耳分離聴テストを実施した結果からもたらされる．図 4-7 を参照されたい．Aは，左耳にモノラルに語音が提示される条件である．健常者の場合と同様，左耳から同側半球に至る神経経路が少数でも存在している．したがって左耳に提示される語音は報告されうる．Bは，右耳からモノラルに語音が提示される場合である．右耳から反対側半球の左半球に至る神経経路の存在により，右耳からモノラル提示される語音は正確に報告される．

Cが両耳分離聴の条件である．同側大脳半球に至る神経経路は使用されないと考えられるので，左耳からの語音は右半球へ，右耳からの語音は左半球に伝達される．しかし，左耳からの語音は脳梁が切断されているため左半球へ転送

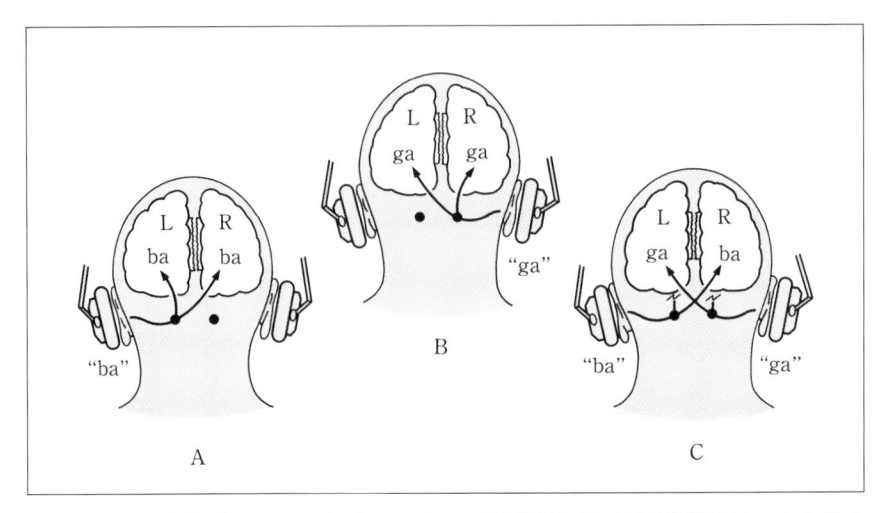

図 4-7 両耳分離聴テストの裏づけモデル：離断脳患者に両耳分離聴テストを行うと，A，Bいずれの場合も左右の耳からの刺激は聞こえるが，Cの場合は右耳の刺激だけしか聞こえない（Springer & Deutsch, 1982）

されない．したがって，離断脳患者に両耳分離聴テストを行うと右耳の語音だけしか報告されず，左耳から同時に提示されているはずの語音に対する報告はゼロとなるはずである．

健常者では半球間の転送中に混じるノイズによる成績の低下が生じるが，離断脳患者では報告がゼロとなるわけである．事実そのとおりの結果となり，キムラが考えるように左右耳から同時に語音を提示するような競合状態では，左右耳から同側半球に向かう神経経路は抑制されるという考えが支持された．

このような裏づけを背景にしてキムラは，両耳分離聴テスト状況では右耳は左半球の，左耳は右半球の情報処理能力を反映していると考えてよいとしている．

左右の耳から同時に音を提示するようなステレオテープの作成はかつては容易ではなかったが，最近ではコンピュータの合成音を用いれば簡単につくれるようになった．いったん作成されると適応範囲は広く，実験には何の苦痛も伴わないきわめて簡単なテストになる．キムラ以後，多くの研究者が好んでこのテストを使用したのはこのためである．

3. 触覚機能の研究法

大脳半球機能差は視覚や聴覚だけでなく，触覚についても検討されている．視覚，聴覚検査は被験者に一定の制約，たとえば左右どちら側に刺激が現れるかを予想させずに，瞬間的に提示されたものを認知することが必要であり，幼児や障害をもつ者への適用がむずかしい．これに比べると触覚検査は制約が少ない点が利点となる．

1）両手同時提示テスト

図 4-8 は，ウィッテルソン（Witelson, S.F.）が考案した両手同時刺激提示装置である（Witelson, 1976）．被験者は手さぐりで左手，右手同時に 10 秒間木片に触れ，再認用紙のなかからどれであったかを報告するのである．また，左手だけ，右手だけで触れてどれであったかを報告する方法も採用される．

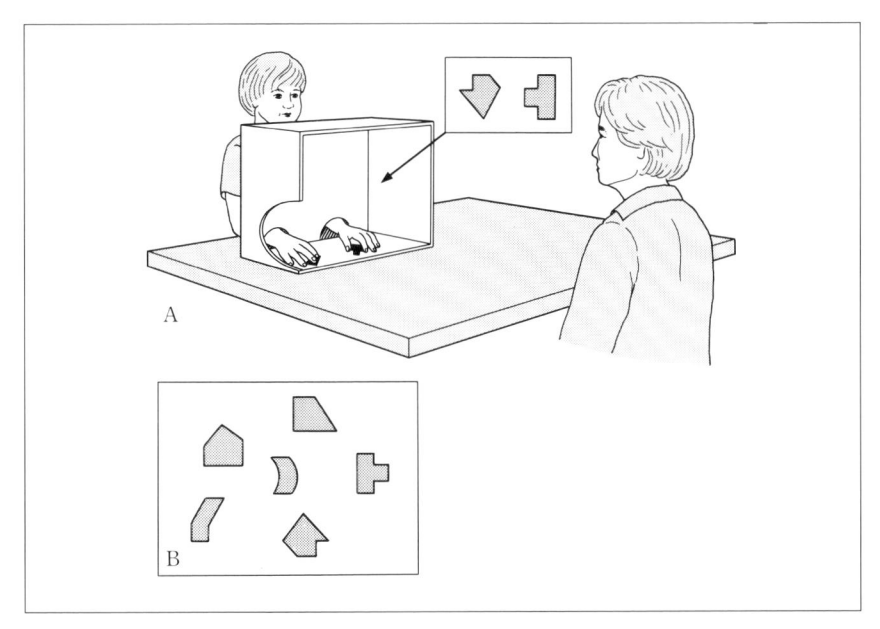

図 4-8　触認知検査に使用される両手同時刺激提示装置
(Springer & Deutsch, 1982)

2）触覚検査のメカニズム

　触認知機能テストのメカニズムとしては，次のようなことが考えられている．触覚の神経伝達路も聴覚と同じように，末梢（手）から反対側の大脳半球への経路は数が多く，同側の大脳半球への経路は数が少ない．したがって，両耳分離聴と同様に両手で同時に物に触れると競合状態が生じ，数の少ない同側半球に向かう経路は抑制され，左手は右半球の機能を反映し，右手は左半球の機能を反映する事態となるというのが，キムラのアイデアをもとにしたウィッテルソンの考え方である．

　ガザニガ（Gazzaniga, M.S.）によれば，触覚が受身で生じるか能動的に生じるかによって，使われる神経伝達路が異なるので，片手で物体がどのような形かを探すような場合は，左手と右手の成績を比べるだけで十分であるとしている（Gazzaniga & LeDoux, 1978 第6章の図6-14参照）．

　能動的な場合は，片方の手からの情報は反対側の大脳半球に伝わると考えられるので，左手と右手に触覚刺激を提示してその認知の速さや正確さなどを比べれば，それは左右半球の働きの差の反映であると考えられるわけである．一方，受動的な場合は，物が触れたかとかどれだけ距離を離して触れると二点として感じられるかなどが課題であり，片方の手からの神経伝達路は反対側の大脳半球に向かう経路に加えて同側の大脳半球に向かうものも使用されるとしている．

　ガザニガは，二点とわかる距離の大きさとかどれだけの強さで触れると感じるかなどの課題では左右手間差は生じにくく，物の形の認知などでは左右手に差が生じるのはこのためであるとしている．実際彼の言うように受身的触知覚では左右手間差を報告するものはないわけではないが，数は少ないし，物の形の認知などでは左手の成績がよいという報告が多い．

　いずれにしても，左手と右手の触認知の速さや正確さが，右半球と左半球の機能を反映するものと考えられている．

4. 健常成人のラテラリティ

前述のさまざまなラテラリティ研究法による報告数は膨大なものである．それらをまとめると，1980年ころまでに行われた研究とそれ以降の研究に大別できる．1980年ころまでの研究結果をまとめると表4-1のようになる（八田，1986，1996）．ここで注意すべき点は，次の3点である．

1) 左右半球の差異として実験結果に現れるのは，一方が2～3割程度優れるという相対的な優位である
2) 右利きの被験者に当てはまることで，左利きや両手利きの場合は異なる
3) 主に成人や健常者を被験者とした実験から得られたものであり，発達年齢や発達的に問題がある被験者では異なる

表4-1 各種機能と優位半球

機能	左半球優位	右半球優位
視覚	文字 単語 文章 漢字熟語	幾何学図形 顔 漢字一文字
触覚		点字 図形の認知 立体物
運動	微細な随意運動	
記憶	言語的記憶	映像的記憶
言語	発話 読み 書字 計算	
空間処理	事象系列順序の解析	地理 方向感覚 図形の心的回転 イメージ操作

5. 近年のラテラリティ研究

健常者での左右半球機能差の検討は，1980年ころから，認知心理学者の関与が増えたこともあり，情報の処理水準，方略，経験などを加味するようになった．その結果，表4-1のまとめがすべての場合に当てはまるとはいえなくなっている．簡単に近年の研究結果をみてみよう．

1. 処理水準と機能差

　処理水準が"浅い"というのは刺激をそのまま処理する場合をいう．一方，"深い"というのは入力刺激に何らかの心的操作を加味して処理することである．たとえば，"しゅんすけ"という単語が視覚刺激として提示されたとき，何と書いてあるかを認知する課題は，この刺激が男性名かそれとも女性の名前かを分類させるような課題よりも，処理水準は浅いことになる．

　このような処理水準との関係では，たとえばシルバーバーグ（Silverberg, R.）のように，浅い水準では右半球優位であったものでも，処理水準が深くなると左半球の関与が強まり左半球優位になるという考え方がある（Silverberg, et al, 1979）．しかし，筆者の考え方は異なる．筆者は，たとえば提示された視覚刺激を同定するような，処理水準が浅いレベルで十分な課題では，視覚刺激が言語材料か否かでラテラリティが決まり，前者は左半球優位，後者は右半球優位となる．一方，心的回転や推論などの深い処理水準での認知処理が関与する課題では，その認知処理が言語性のものか，非言語性のものかで最終的に検知されるラテラリティが決まると考えている．歪んでいたり，裏返っている対象物を頭のなかで標準的なものに直す心的回転や，事物をイメージして比較する課題などのような非言語性の処理のために処理水準が深くなる場合は，刺激材料の性質にかかわらず右半球優位となる．しかし，カテゴリー分類のような言語性の処理のために処理水準が深くなる場合は，左半球優位が生じると考えている（八田，1982）．

2. 処理方略と機能差

　外国語表記の習い始めでみられた単語認知の右半球優位傾向が，言語習得が進むと左半球優位に移行するという例に代表されるように，ラテラリティには学習経験（learning experience）が関与することが知られている．このような学習経験の効果は，学習による処理方略の変更を含むためと考えることができる．つまり，学習経験の多寡で刺激材料を処理する際の方略が変化し，優位半球が異なってくることが報告されている．

一般に，無意味図形の認知には右半球優位が出現するが，何度も提示されて熟知度が増すと左半球優位に移行すること（Yoshizaki & Hatta, 1987. Endo et al, 1981）や，計算問題を処理するときには左半球の関与が大きいが，珠算による計算の経験を増すと右半球の関与が生じることなどについて報告されている（Hatta & Ejiri, 1989. Hatta & Ikeda, 1988）．筆者らがはじめて指摘したこの珠算経験者の脳機能の特殊性は，最近のfMRI研究でも確認されている．このような学習経験に伴うラテラリティの変化は，脳機能の可塑性の大きさを示すものといえよう（吉崎，2002）．

3．聴覚機能のラテラリティ

　上記した視覚での研究に比べると研究発表の数は少なめではあるが，1980年代は聴覚を中心とした右脳の機能の検討が多く行われた．表4-2は聴覚機能のラテラリティをまとめたものである．1970年代に日本人の聴覚機能のラテラリティが，母音や環境音，動物の鳴き声などの認知処理において，欧米語を母語とする外国人とは異なるとする研究報告が評判になったが，これは方法論的に問題のあることが後に証明された（八田，1990．久保田，1990）．

表 4-2　聴覚機能のラテラリティ

左半球優位	右半球優位
閉鎖調音の子音（P, B, T, K, G, Dなど）	定常母音（A, I, U, E, O）
統語法に基づく音節処理	定型的な音，詩のなかで押韻
発話文の理解	イントネーション，環境音，動物の鳴き声
主題のある発話	文脈のない感情音
無意味な発話音の分析，無意味綴りの音リズム，短い音系列	音の高低，音色，調性；音質，和音 メロディ全体
言語性記憶	音韻記憶

4．左右脳機能の相互作用

　1960年代に始まったラテラリティ研究はもっぱら，左半球優位と右半球優位の検出に議論を集中してきた．しかし，健常成人の場合には脳梁を中心とす

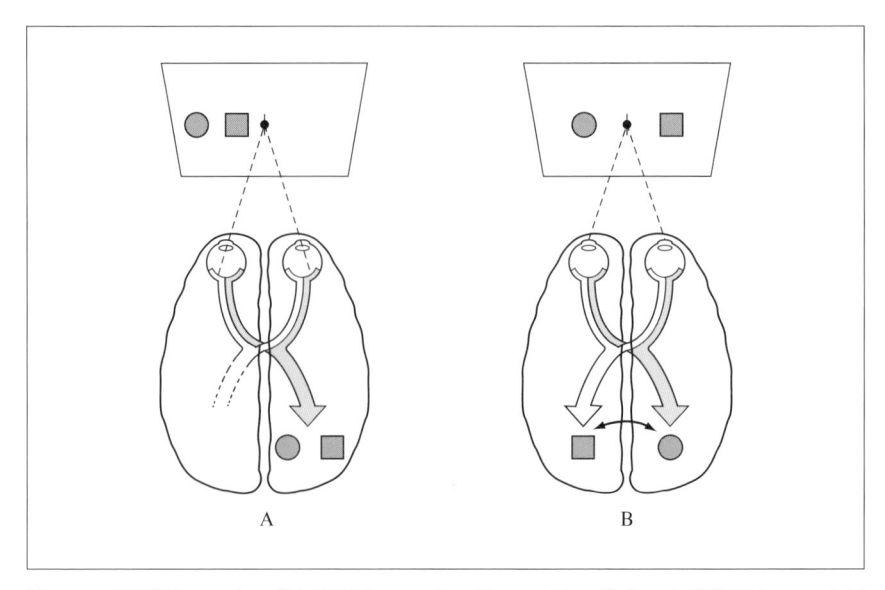

図 4-9 半球間マッチングと半球内マッチング：Aでは，片方の大脳半球に2つの刺激が投射され異同が判断される．Bでは，左右両半球それぞれに刺激が投射され異同が判断される．Bでは脳梁を介する半球間の情報伝達が必要となる
(Springer & Deutsch, 1981)

る交連線維で左右半球はつながっており，相互作用がどのように行われるかの検討がなされなければ「脳とそれが生み出すもの」の解明はおぼつかない．最近になってこの種の取り組みが増えてきたが，発端はダイモンド（Dimond, S. J.）によるもので，図4-9に示すような研究法で行われた．分裂病患者は半球内マッチング課題では健常者と差異はないが，半球間マッチングでは成績が劣り，左右半球間の連絡不全が認められるというものである．

　最近の研究では，左右それぞれの半球に入力するように情報を分配して左右半球間を統合させた場合，その認知機能は一方の側の半球だけの場合よりも増進するという報告がある．たとえば，図4-10の下側に示すように左右視野（左右半球）に分配し，文字を提示して加算合計を報告させたほうが，同側視野（片側半球）に文字を提示した場合よりも成績が優れるという具合である．

　また，脳梁が単なる左右脳の情報連絡路というのではなく，一方の脳の機能を抑制するという積極的な働きを指摘するものもある（Cook, 1988）．

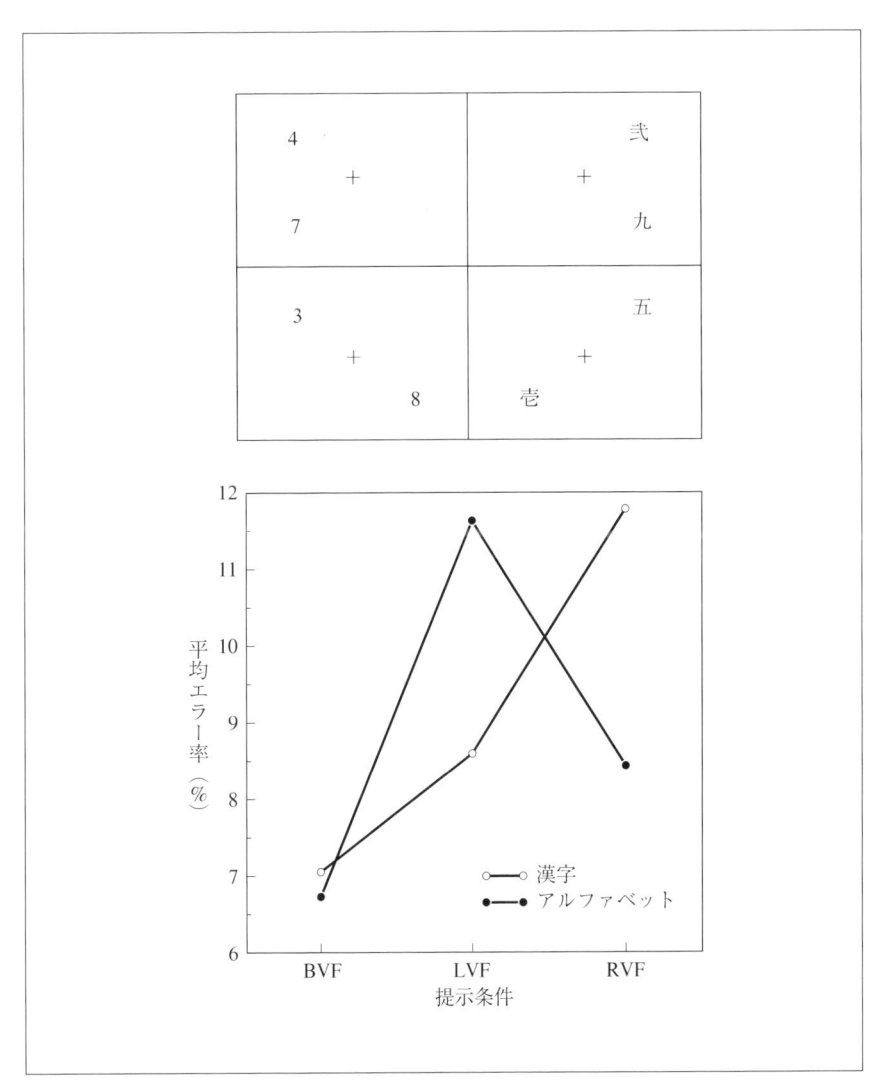

図 4-10 左右半球の共同加算課題と片側半球での加算課題での
　　　　成績を表記別にみたもの
　左右半球に数字が提示される場合の成績が表記の種類に関わらず片側半球に数字が提示されるよりも優れている．片側半球での加算課題では，漢数字は右半球でアラビア数字は左半球で優れる傾向もみられる（Hatta & Tsuji, 1993）

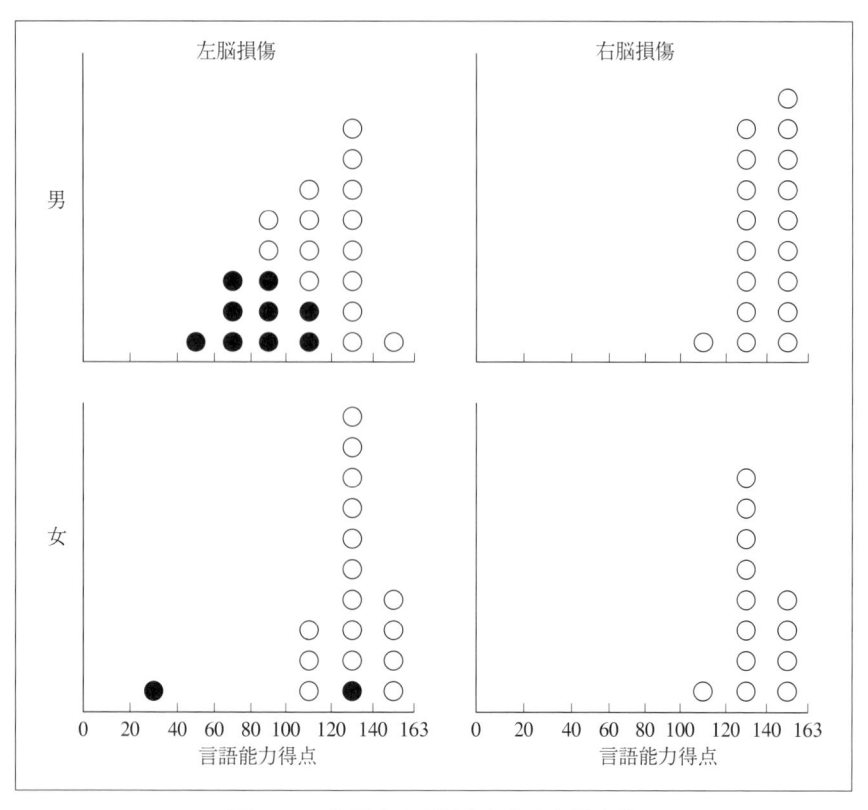

図 4-11　失語症の出現率からみた男女差
●は失語症が生じた症例で，○は失語が生じなかった症例．得点は163点満点
(witelson, 1976)

5. 性　差

　脳機能に性差があることは，脳損傷による失語症などの発症率が女性では男性よりも少ないことや，機能回復も女性のほうが優れるなどの報告で明らかになっている（図4-11参照）．ラテラリティに関する一連の研究報告によると，男性が表4-1で示すようなラテラリティ傾向を顕著に示す一方で，女性ではその傾向は男性ほど明確ではないとされている．これは，男性の脳機能のラテラリティに比べ，女性では機能分化は顕著でなく機能が広範に分布する傾向が強いためであるといわれている．

第5章
皮質下

主な項目
1. 情動　　2. 覚醒と睡眠　　3. 動機づけ

学習のポイント
　第1章の脳の解剖学的構造を説明したところで，大脳皮質と皮質下の区別について述べた．

　神経心理学では，両者が互いに関連するのに，大脳皮質と皮質下を別なものとみなしがちである．これは，人間を対象に論議するとき，大脳皮質は言語などの高次な機能に関係するのに，皮質下は動物にも共通するような機能を司ることが多いからである．しかし，大脳皮質，皮質下いずれの損傷であっても，互いに関連し影響するため，従来からも先駆的な研究者は両者を総合して考えるべきであると指摘していた(Dimond,1980)．

　近年の脳画像法による研究の目覚ましい発展は，今まで動物実験でしか検討できなかった皮質下の機能を推論可能としたために興味深い知見をもたらすようになり，今まで以上に，大脳皮質と皮質下さらには小脳も含めた相互関係性が指摘され，脳は全体として一つのシステムとして機能することが強調されるようになっている．

　本章では，皮質下の主な機能である情動（emotion），覚醒（arousal）と睡眠（sleep），動機づけ（motivation）などについてみていくことにする．

1. 情　動

　私たちを取り巻く環境条件がある程度強くなると，感情状態を引き起こし，方向づけられた行動が生まれる．ある要求が満たされれば嬉しくなり，満たされないと悲しくなる．予期しているときには希望や恐れの感情が起き，予期しないことが起きると驚く．活動を強制されたり阻害されると怒りが生じる．このような環境の変化によって生じる内部状況の検知は，それが弱くある程度永続的なときは気分（mood）とよぶが，強くて一時的であるとき情動あるいは情緒（emotion）という．私たちは何らかの感情状態にあると認識したとき，特有の反応を示す．つまり，自らの感情状態や他者の感情状態を理解するという受容側面と，情動反応という表出側面の二つがある．

1. 情動知覚の理論

　どのようにして情動が生じるのか，情動が生じてから身体的な反応が生じるのか，あるいはその逆なのかといった疑問については，かなり以前から有名な議論がある．情動と自律神経系の活動との関係についての最初の理論は，ジェームズ・ランゲ（James・Lange）説である（Schacter, 1975）．
　この理論は，身体に自律神経系の変化が生じた後で情動が経験されるというものである．図 5-1 に示すように，大脳皮質で刺激が知覚され，そのことが身体活動に変化を生じ，その変化を大脳皮質が知覚し，はじめて情動が生じるというものである．この考え方は，末梢説ともよばれる．まず身体の末梢での活動の知覚が起きることを主張しているためである．つまり，悲しいから泣くのではなく，泣くから悲しいのであり，怖いから逃げるのではなく，逃げるから怖いのである．
　この理論に対して1927年，キャノン（Cannon, W. B.）は，脊髄を損傷して末梢から情報が届かなくなった人でも情動が認知されることや，末梢器官は広範な情動の種類に対応できるほど敏感とは考えられないといった反論を行った（Cannon, 1927）．このような反論は，ジェームズ・ランゲの理論を根本的に

1. 情　動　101

(a) 末梢説（ジェームズ・ランゲ説）　　(b) 中枢説（キャノン・バード説）

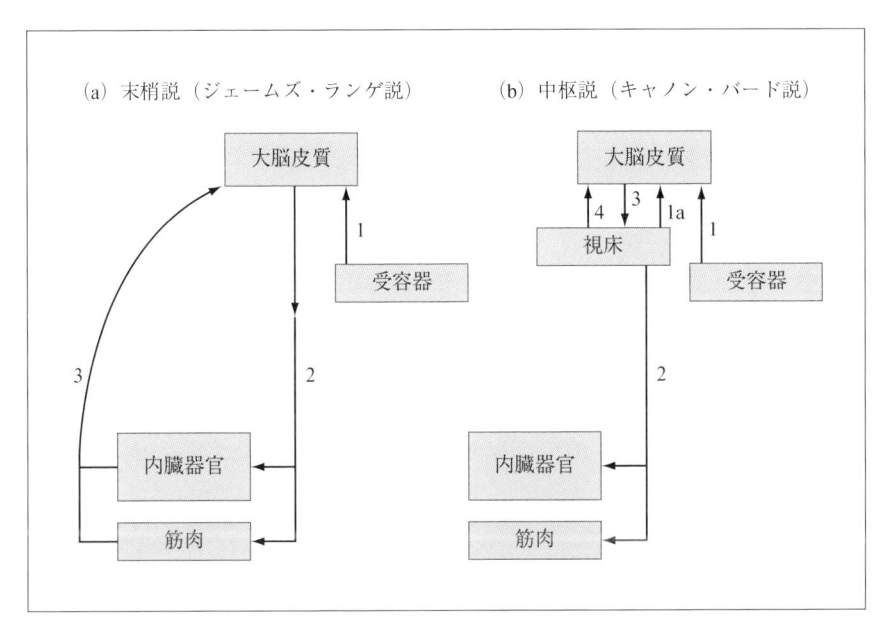

図 5-1　情緒への自律神経の反応についての 2 つの考え方：左は末梢説，右は中枢説
(Beaumont, 1988)

否定するものではないが，キャノンは後に自らの理論を提唱し，これをバード (Bard, P.) が拡張した (Gray, 1971)．これは，キャノン・バード説とよばれる（図 5-1 参照）．

　この理論では，情動経験は脳において生じるのであって，末梢の変化に依存するのではないとしている．したがって，中枢説ということができる．この理論では，刺激は大脳皮質から視床に送られ，また逆に視床から大脳皮質に情報が送られて自律神経系の反応を引き起こすとされる．大脳皮質と視床との間の相互関係が情動反応にとって重要となる．ただし，この理論では，末梢の変化は情動の種類によって異なるとはならない．

　1990 年代に入り，特定の情動状態に関係する固有の生理心理学的な反応がそれほど顕著ではないものの認められる，という報告がみられるようになった (Levenson, et al, 1990)．たとえば，恐怖や悲しみの感情では，後述する情動サインのうち心拍が変化し，皮膚温は変化しない．一方，怒りの感情では心拍

よりも皮膚温が変化するという具合である．このことは，情動には大脳皮質が役割を担う認知や評価が密接に関係することを意味しており，大脳皮質や皮質下のどの部位がどのように情動に関係するのかを解明しようとする研究を刺激することになった．

2．情動の受容理解

皮質下が快，不快のような情動に関係するというメカニズムには，1930年代の動物実験を基礎に提唱されたパペッツ（Papez, J. W.）の情動回路が有名である．これは，感覚刺激を受容した視床からの情報が，視床下部，海馬（hypocampus），乳頭体（mammillary bodies），視床前核（anterior thalamus），帯状回（cingulate gyrus）を介して新皮質に情動の内容を連絡するというものである．この考え方を受けて，マックリーン（Maclean, P.）は系統発生的に脳を3層に分類したときに，2番目の層に当たる辺縁系（limbic system）はパペッツの回路を内包するものであるとし，情動の受容理解システムを提唱した（図5-2）．そこでは，海馬が情動処理メカニズムの中心的役割をもつとさ

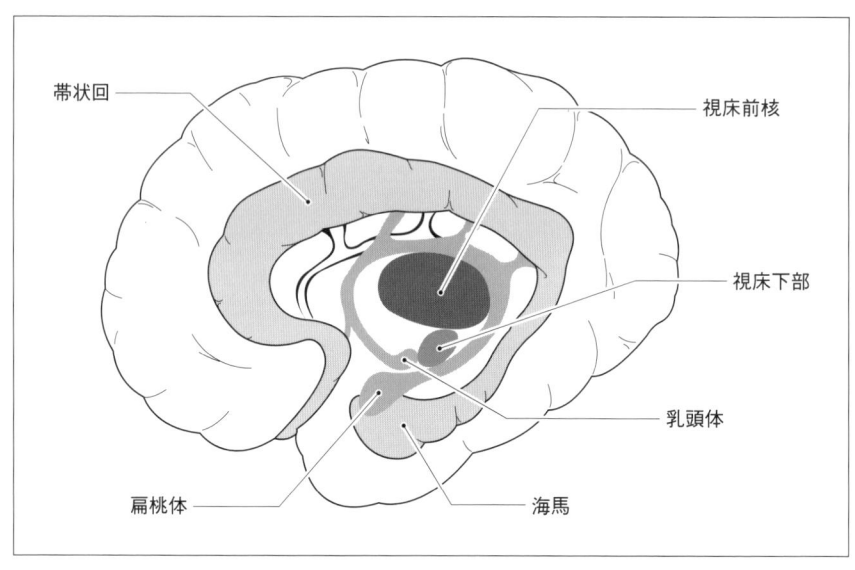

図5-2　情動処理に大きな役割を果たすと考えられる辺縁系の構造
(Banich, 1999)

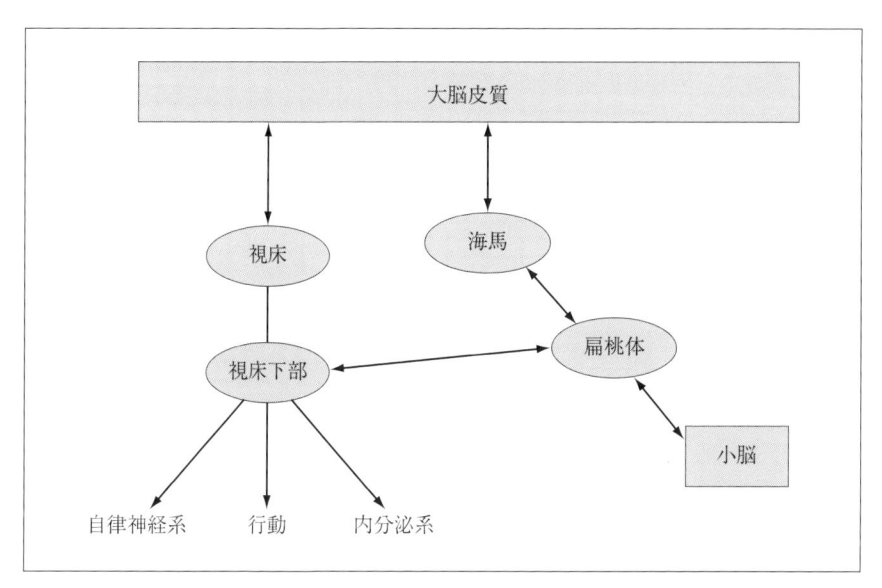

図 5-3 情動の処理に扁桃体が重要な役割を果たすとする情動受容処理モデル：さまざまな部位が関係し，脳はシステムとして機能していることを示している

れた．しかし，1990年代に入って海馬は情動よりもむしろ長期記憶に関係が深く，情動には扁桃体（amygdala）が大きくかかわるとする考え方が優勢になっている．

情動に扁桃体が重要であるとする最近の見解は，図 5-3 に示すように，①視床下部からの情報を受け，すばやくそして反射的な情動の受容理解を行うシステムと，②視覚，聴覚，体性感覚，嗅覚などの各種感覚を処理する皮質からの情報を調整し受容理解するシステム，という二つのシステムに扁桃体が中心的役割を果たしているというものである．

前者は一次的情動受容システムとでもいうべきもので，たとえば，何かに驚いて飛び上がったり思わず悲鳴をあげたりした後で対象が何かを認知する場合に関係しており，後者は二次的あるいは学習性情動受容システムであり，文脈，場所，物体などについての記憶情報を使って，価値や意味を判断するプロセスを含むものである．

したがって，後者は側頭葉内側部や海馬，前頭葉前部が関係するシステムと

いうことができ，扁桃体による情動情報の価値を判断した結果は視床下部による自律神経系，内分泌系，情動反応行動に反映されることになる．つまり，情動の表出過程には視床下部が中心的役割を果たしている．わずか4gほどの視床の下に位置し，下垂体のすぐ上にある小さな領域にすぎない視床下部が，種々の適応行動の神経メカニズムに中心的役割を果たしていることになる．

これらの見解は，さまざまな環境からの刺激に対してどのように価値判断や意味判断を行うかで，人間の行動が規定されることを示しており，脳は皮質と皮質下を含めた一つのシステムとして働くことを意味している．

3．情動の表出，情動反応

自律神経系は，情動的反応の表現を支配するメカニズムである．すなわち情動のサインを出す部位ということになる．自律神経系が交感神経と副交感神経からできていることや，内分泌系と自律神経系は関係が深いことはすでに第1章で述べた．この両者の関連が身体全体に情動的反応を生み出す源である．情動反応として生み出される代表例について紹介する．

生理学や心理学では身体を傷つけることなく，このような身体全体の情動反応を取り出す方法をもっている．それは，心拍数（heart rate），呼吸数（aspiration rate），皮膚温（skin temperature），血流量（blood flow），血圧（blood pressure），筋肉緊張（muscle tention），皮膚電気反射（galvanic skin response：GSR）などの測定を通じて行われる．今，恥ずかしくて赤面するという情動状態を考えてみると，身体全体にどういう反応が生じるか想像できるだろう．

皮膚電気反射は最も古くから研究されてきた情動の測度であるが，今なお重要なものとして研究に用いられている．強い情動が生じると，皮膚の電気的特性が変わる．知覚できないような弱い電流を流して，伝導状態を測定する．心理学的な覚醒状態を反映するゆるやかな皮膚電気抵抗と伝導状態に加えて，情動に変化があると，伝導状態に突然大きな変化が生じる．このような変化は，全部というわけではないが皮膚の発汗に関係している．

皮膚電気反射は，通常手のひらで測定する．皮膚に生じる伝導状態の変化は

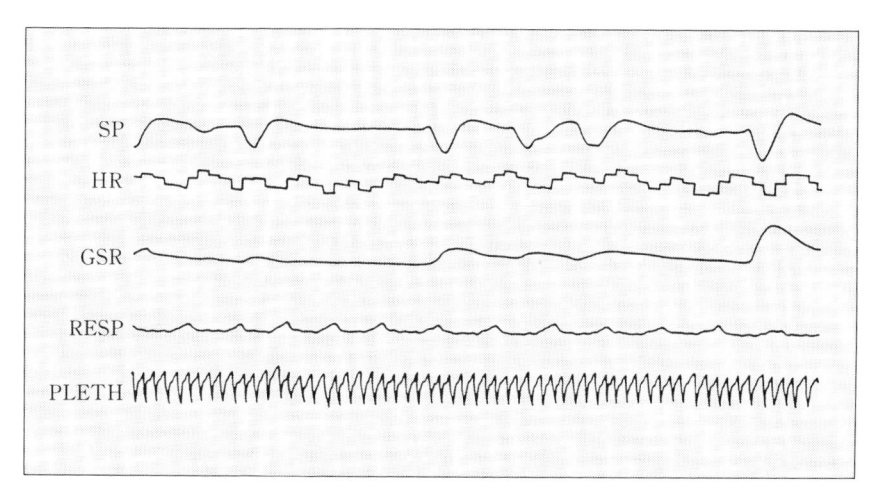

図5-4 ポリグラフの例：SPは皮膚電位，HRは心拍，GSRは皮膚電気反射，RESPは呼吸，PLETHは容積脈波（Beaumont, 1988）

変換・増幅されてペンレコーダーで紙に描いたり，磁気テープに記録して分析される．このような，自律神経系の測度を研究対象にしている分野を生理心理学（psychophysiology）という．この分野の研究でよく用いられるのが皮膚電気反射，呼吸，血圧など多数の測度を同時に測定するポリグラフ（polygraph）である．今日ではポリグラフはコンピュータと接続され，記録・分析が容易に行えるようになっている．

図5-4はポリグラフの記録の一例である．このポリグラフは嘘発見器としても知られている．嘘をつくときに生じる情動の変化を検知しようとするものである．わが国でも，警察の科学捜査研究所などで犯罪捜査に利用されている．しかし，ポリグラフでの反応が，十分な感受性と信頼性をもつか否かについては批判的な見方も少なくない（Lykken, 1983）．

もともと生理心理学的反応は随意的なもの，すなわち自らの意志で自由になるものとは考えにくい．しかし，今では，心拍，血圧，発汗などはある程度，随意的にコントロールできることがわかってきた．バイオフィードバック（bio-feedback）とよばれるものはこのことを立証している．これは，心拍を音でわかるようにしたり，血圧やアルファ（α）波の出現を目で見えるようにし，

自律神経系の反応を自律的にコントロールする方法を学ぼうとするものである．

　ストレス症状の軽減や赤面症の治療に用いられるこれらの方法は行動療法とよばれる．行動療法は条件づけの理論を臨床場面に応用し，ストレス症状や恐怖症，赤面症の対象となる事物や場面と，副交感神経緊張状態，つまりアルファ波が出ている状態や穏やかな心拍状況とを条件づけることを目的にする．これは，恐怖の対象やストレス源と交感神経緊張が条件づけられたために不適応症状が出現し，持続していると考えるためである．自己催眠によって副交感神経緊張状態を自律的につくり出そうという自律訓練法も，類似した考え方に基礎をおいている．

4．攻撃性

　情動の一つの側面である攻撃性は，特に研究者が注目してきたものである．攻撃性をコントロールすることは，逃走つまり恐怖をコントロールすることでもあるし，競争や闘争にも関係している．これらは動物を例にとるとよくわかる．一般に脊椎動物では，攻撃はエサの取り合い，縄張りや子どもを守る行動，メスの取り合い，窮地に陥ったときの自分の保護などに表れる．これらは人間でもほぼ同じことである．

　攻撃性を神経学的に検討する試みは，動物の脳を電気的に刺激する方法（electrical brain stimulation：EBS）で行われてきた．いろいろな動物で，視床下部の刺激が攻撃行動を生み出すことが見出されている（Clemente & Chase, 1973）．普通の状態ではネズミを攻撃しないネコが，視床下部を電気刺激されている間は攻撃し，刺激をやめると攻撃を中止するのである．

　闘争行動として考えられるネコの各種の行動は，視床下部の異なる領域で引き出されると考えられる．まず，感情的攻撃（affective attack）は，ネコだと毛を逆立て，ウーという声を立ててうなり，深く息を吸って，最後にはネズミに飛びかかる．このような行動は窮地に陥ったときの動物で多く見られる．二つ目は，忍び寄り攻撃（stalking attack）とよばれるものである．狩りの場面でみられるものである．ネコは餌に向かって忍び寄り，鼻を地面にすりつけるぐらいにして静かに上手に餌を捕まえる．三つ目は，逃走（flight）に関係し

た行動である．ネコはすぐに方向を変え，走り出す．

　このような各種の闘争行動が視床下部の電気刺激からつくり出されている．それもいろいろな種類の動物で確認されており，哺乳動物に共通にみられると言えそうである．視床下部への刺激はこれらの闘争行動を生じさせるが，周辺の刺激で闘争行動を抑制し，減少させることができるわけではない．

　海馬，扁桃体などの皮質下辺縁系が視床下部の興奮と抑制のセンターとなっているようである．攻撃は，これらの部位を電気的に刺激したり，外科的に除去することでつくり出すことができる．

　攻撃行動が皮質下でコントロールされていることをはっきり示したのはデルガド（Delgado, J.）である（Delgado, et al, 1954）．闘牛用のウシに電極を埋め込んでおき，無線でウシの行動をコントロールしてみせたのである．

　人間の攻撃行動は，動物でのそれよりももっと複雑である．社会的学習の影響を強く受けると考えられるからである．すなわち，大脳皮質からのコントロールを強く受けている．

　扁桃体は不快・快の情動を検知し，海馬にある空間，場所，文脈の記憶との照合から刺激の価値や意味の判断をするが，特に側頭葉，前頭葉との密接な相互作用がある．したがって，人間の場合には長い期間に学習したモラルや社会性によって攻撃行動の発現を抑制することができる．しかし，脳に損傷を受けた場合，攻撃行動の抑制がきかないようなことが起きる．

2．覚醒と睡眠

　私たちは，自分を取り巻く環境からいろいろな刺激を受けている．これらの刺激によって神経系や脳に意識が生じる．意識には水準があり，大脳皮質や脳幹が広く興奮によって占められている状態が覚醒であり，高い意識水準すなわち覚醒が一時的に下降し，抑制が大脳皮質や脳幹に及んでいる状態が睡眠ということができる．

　かつて，たとえばパブロフ（Pavlov, I. P.）などは意識水準の抑制は脳のどこからでも発生，拡散できる，つまり意識の抑制中枢はないとみなしていた．し

かし，今世紀に入って昏睡患者の病理解剖結果から昏睡の生じやすい場所があることが知られるようになり，また脳波で客観的に睡眠と覚醒を示すことができるようになったことで，覚醒と睡眠についての研究が盛んになり，さまざまな知見が得られている．

1．覚醒のメカニズム

　人間の意識水準は，思い切り注意を砥ぎすましているような状態から，うとうとしている状態，眠りの状態，さらには昏睡状態まで，実に多様である．通常の覚醒水準への変化は，ゆるやかな覚醒状態への移行（tonic change）ともっと短期的な移行（phasic change）の二通りがある．

　脳幹（brain stem）の部分にある網様体（reticular formation）が，脳の覚醒状態のコントロールに一番関係が深い．上行性の網様体賦活系（ascending reticular activating system：ARAS）は，外部の刺激の到着を検知し，脳全体をただちに広範に活性化する．生きものとして，重要な刺激に対して脳を十分な覚醒状態にしておくためである．もし，網様体賦活系を人工的に刺激すると，動物は眠りから覚め，覚醒状態となる．網様体賦活系に損傷を与えると昏睡状態になり，死に至る．下行性の網様体賦活系もあり，これは，脳が高次な活動を増すような命令を送ったとき，これを保証するように活動する．

　覚醒のゆるやかな変化には，ほかのものも関係している．脳幹内にある青斑（locus coeruleus）は，損傷を受けると睡眠状態になるし，刺激されると覚醒状態となる．視床下部は睡眠と覚醒の中枢であるが，大脳皮質からのコントロールを受けている．逆に網様体賦活系が大脳皮質に影響しているのも事実である．

　覚醒はサーカディアンリズム（概日リズム；circadian rhythm）に従って一日の内でも変動がある．たいていの身体機能は一日の間に周期的な変化がある．体温もわずかであるが変化する．体温計を口に入れておくと，午前中少しずつ体温は上昇し，午後2時ころをピークに少しずつ下がり始める．そして夕方にかけて再び上昇し，夜に入ってまた急速に低下する周期を示す（図5-5）．

　一日に0.2℃程度変化するこの体温変化は，心理学的な課題を行わせるとそれと相関している（Horne & Osterberg, 1977）．体温が高いほど早く，正確に

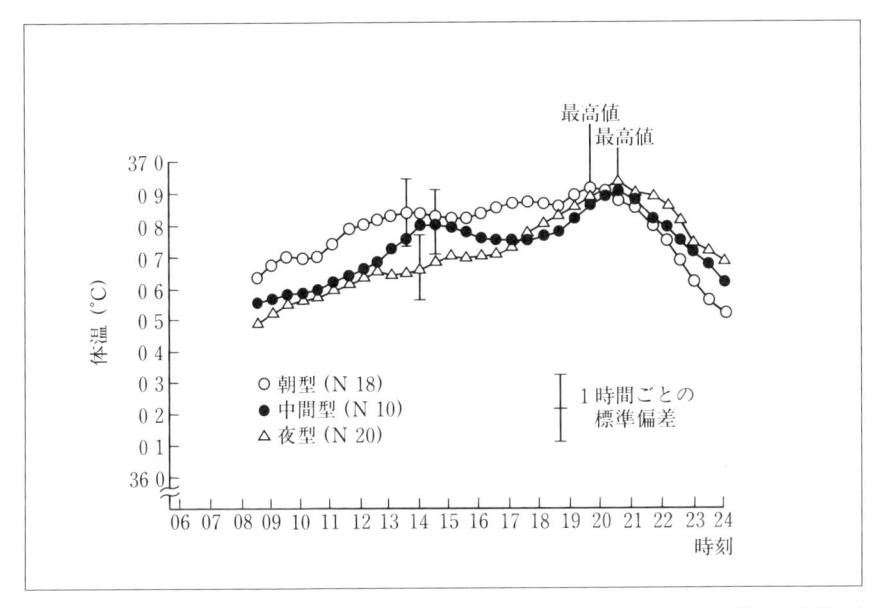

図 5-5 体温（口腔内で測定）の日内変化：朝型（○印）と夜型（△印）と中間型（●印）がある（Horne & Osterberg, 1977）

課題ができる．午後2時あたりが一番課題がよくできる時間といえるし，午前2時から4時の間は一番できが悪い．しかし，個人差があり，朝型と夜型がある．朝型の人は体温のピークが早くくる．この個人差は生理学的な覚醒の差に依存するところが大きそうである．

このようなサーカディアンリズムは，おそらく視床下部にある体内時計によって支配されていると思われる．体内時計は，外界の昼と夜の周期をわからなくしても，一日をおよそ24時間として身体の働きを調節している．

食べ物や刺激物も覚醒状態の調整に関係する．カフェインを含むコーヒーや紅茶を飲むと刺激物となり，覚醒してくる．逆にアルコールを飲むと，中枢神経系は抑制されて覚醒状態はゆるむ．ミルクなど軽い飲み物をとると，自律神経系の副交感神経の働きと結びついて覚醒状態がゆるむ．タバコも中枢神経系を覚醒させるといわれる．人はこのような刺激物をとることによって，社会生活に必要な覚醒状態を維持しているのであろう．

2. 睡　眠

　覚醒状態にも程度による違いがある．ぴーんと張りつめて，どのような合図も見逃すものかというように醒めた状態から，ぼんやり状態や睡眠状態までつながっている．睡眠状態にも"まどろみ"，"熟睡"などいろいろな程度がある．このような覚醒状態の連続を生理学的に正確に捉えることは容易ではないが，覚醒状態と睡眠状態は正確に区別できる．

　睡眠が始まったことや睡眠のレベルは，脳波（electroencephalograph：EEG）の活動から的確に区別できる（第7章参照）．脳波上，睡眠は図5-6のように四つのレベルに分けられている．第1段階が最も浅く，第4段階が最も

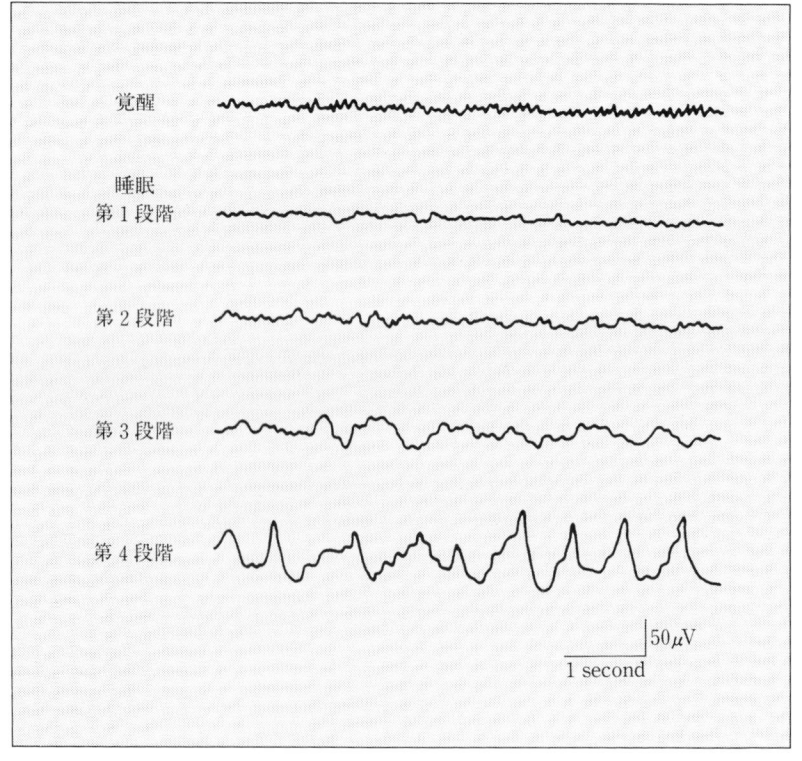

図5-6　脳波でとらえた睡眠の4段階：眠りが深くなるにつれて大きくゆっくりとした波が出現する（Hilgard, et al., 1971）

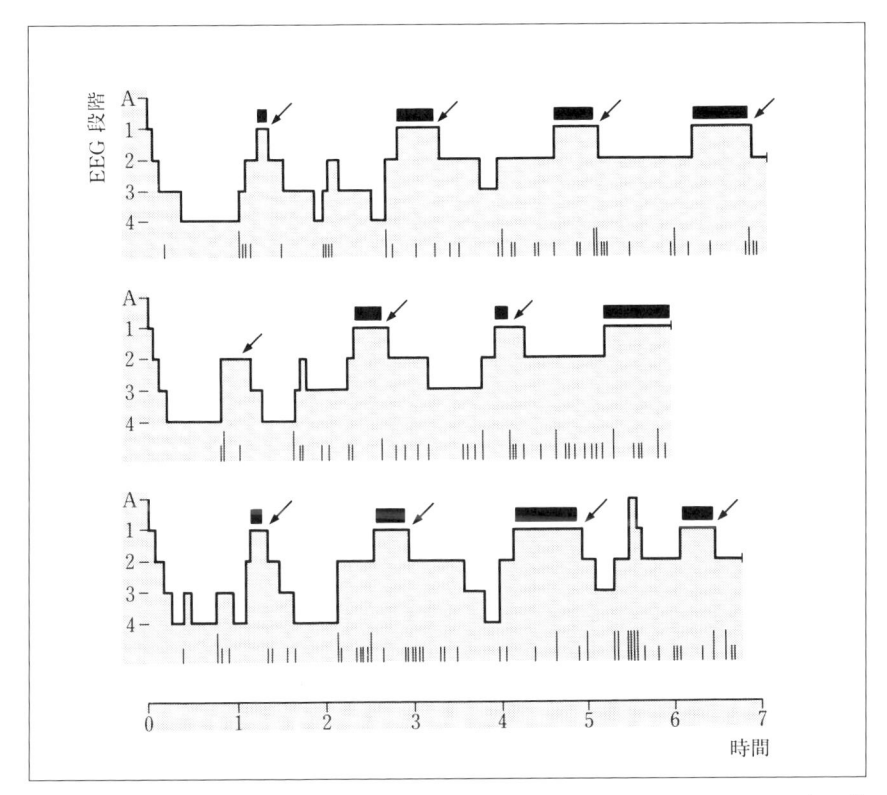

図 5-7 睡眠段階の夜間内変化の3つの代表例：縦軸は脳波でみた睡眠段階．太い横線はREMを，下の細い線は身体の移動を示し，矢印は各サイクルの終わりを表す．夜の間に睡眠の深さや長さが一定でないことがわかる（Dement & Kleitman, 1957）

深い睡眠状態である．図 5-7 はある人の一晩の睡眠状態を示したものであるが，寝入るとすぐに深い睡眠状態になり，次第に浅い状態に戻っている．約90分のこの周期を一晩中繰り返しているのがわかる．

第1段階の睡眠状態にあるとき，眼が急に動くことがある．これをREM（rapid eye movement）といい，このときの睡眠状態を逆説睡眠（paradoxical sleep）あるいは REM睡眠ともいう．普通，第3と第4段階の睡眠のことを，徐波（slow wave sleep）睡眠という．最近ではREMを伴わない睡眠をノンレム（non-REM）睡眠とよぶことが多い．REM睡眠は睡眠時間が長くなるに伴

い多くなり，夢をみることと関係するといわれる．

　なぜ人は夢をみるのかについては，よくわかっていない．フロイト（Freud, S.）の精神分析学を信奉する一部の研究者は夢の内容について重要な意味があると考え，その内容から無意識に抑圧した本能的衝動を探ろうとする．これは，人間行動の源泉は無意識に抑圧した感情や悩み，衝動であるとし，意識のコントロールのきかない夢みのときに，それらが浮かび上がってくると考えるためである．つまり，夢を分析することで精神構造を解明できると考えた．

　しかし，脳波研究の出現によって夢の神経生理学的研究が進み，夢の内容を重視する研究者は少ない．むしろ，夢の内容は一日の珍しい出来事や情報が混ぜ合わさっているにすぎず，より悪い結末を準備しながら脳が出来事の別な可能性に対する反応を提供しているのではないかと考えられている．夢のなかで驚いたり，当惑したりすることが多いのも，このような理由からではないだろうか．また，脳がもっと効率的に情報を扱えないかとリハーサルしているとも考えられる（Wilson, 1990）．

　動物を対象とした研究により，神経生理学的な理論が提唱されている．哺乳類以上であればイヌでもネコでも夢をみるのである．主な理論には，脳幹からランダムに発せられる信号に前頭葉前部が反応して連想や記憶が引き出されるとする考え方，あるいは複雑すぎる覚醒時の脳活動で付随的に生じてしまった思考の付属物・副産物が記憶に残らないように排除している（つまり，忘れるために夢をみる）という考え方などが提唱されている．

　REM睡眠中に記憶が何らかの処理をされるらしいことは明らかにされているが，今のところ人間がなぜ夢をみるのかは，十分には解明されてはいない．これは，夢は主観的なものであり，その報告だけではいずれの可能性も検証することは容易でないためである．しかし，最近の画像診断研究によると，REM睡眠中には脳幹網様体の活動は高まり，前頭・頭頂連合野は賦活されるが覚醒時よりも低く，認知・判断・思考は低下したレベルにあり，はっきりしない夢の記憶に関係し，情動記憶では扁桃体が，言語記憶では海馬が賦活し，夢をみているときの不安や恐怖・快感などに関係するのではないかと報告されているが，まだ不明なことが多い（梶村，2002）．

同じように，なぜ私たちは眠るのかという問いにも完全に答えることはできない．睡眠中に再回復，再貯蔵過程が起きることは事実であろうが，それは眠っている期間が都合がよいために生じているだけにすぎないのかもしれない．断眠は，脳のある部位に構造的変化を生じさせるという報告（Horne, 1978）もあるが，まったく眠らないからといって病気になるわけではない．ただ，非常に眠くなり，起きていられなくなるだけである．断眠で心的機能は落ちるが，かつて考えられていたほどではない．むしろ，通常の睡眠時間よりも1時間少ない睡眠が連日続くほうが，有害な結果を生む．いつもより少し長めに眠ったときは気分がよくなり，エネルギッシュになる．しかし，長い睡眠が気分をよくし，活動性を高めるかというとそうでもない．私たちは睡眠が少なければ，その次の夜，その次の次の夜に取り戻すことをしている．何年間も30分の睡眠で生活し，病気にもなっていない人の報告（Myers, 1983）もあるので，不眠症の人が心配するほど眠るということに強くこだわる必要はなさそうである．

動物の種類によって睡眠時間は大きく異なる．ウシやヒツジは少ししか眠らない．海鳥や水中動物はほとんど眠らない．人間やライオンはよく眠る．このような差異は生理学的な原因というより，環境に依存しているようである．食べ物が得やすい環境にある生物はのんびり眠れるようである．人間が毎日眠るのも生物学的自由時間を安全に使えるためであろう．

睡眠がどのようなものであれ，視床下部でコントロールされ，網様体賦活系や脳幹と相互に関係するものであることに変わりはない．脳幹内にある青斑（locus coeruleus）は，第4段階の睡眠をコントロールしている．また，橋（pons）は，夢の間に動作をしないように運動を抑制することに関係している．

3．特殊な覚醒状態

睡眠と覚醒状態以外にも，変性意識とよばれる特殊な状態がある．このような状態は薬物によってもつくり出せる．アルコールをたくさん飲んだときや麻酔は，その端的な例である．このほかに「自分が自分でない」感じが催眠と瞑想時に生じる．

催眠は普通でない状態であるが，生理学的変化に関係のないものである．普

通なら痛みがあるはずなのに，催眠下では何も感じない無痛覚症（analgesia）がその例である．催眠はいろいろな方法で誘導される．テレビなどでみかける手の込んだもったいぶった方法よりも，はるかに単純な方法で誘導される．たいていの人は望んでいれば催眠に誘導されうる．ただし個人差があり，暗示にかかりやすいかどうかが重要な要因となる．

　いったん催眠の状態になると，被暗示性が高くなり，意思や注意のコントロールを失い，普段引き受けないようなことでもやってしまうことがある．催眠状態にある人は「そのような状態にあることを受け入れており，催眠にかかっていようという意思をもっている」と考えられる．催眠下にある人は自らをコントロールしようとする意思を放棄しているということができる．しかし，催眠が"まやかし"というのではない．催眠だけの麻酔で手術を受ける人もいる．このような場合，薬物による麻酔のような生理学的変化が起きているとは考えられない．催眠は意識状態の生理学的変化とはいえない．

　それに対して，瞑想時には，意識状態にはっきりとした生理学的変化が生じる．瞑想もいろいろな方法で誘導されるが，共通しているのは身体を動かさないようにすることと，繰り返し同じことを心のなかに思い浮かべることである．それは，呪文であったり，意識の流れに注目することであったりする．先に述べたバイオフィードバックもその一つといえる．

　瞑想がうまく行われると，脳波に変化が生じる．最もはっきりしているのがアルファ（α）波の増加である．十分にリラックスした状態にあること，注意が外界の刺激を離れていることを示している．外界から完全に超越した状態のとき，もっと遅い脳波，シータ（θ）波が前頭葉に出現する（山崎ら，1988）．

　東洋のヨガは，身体の状態を驚くほどコントロールする．代謝活動を激減させたり，心拍や血圧をコントロールしたりする．長い訓練により，生理学的過程を左右させるほど注意の集中ができるようになるのであろう．

　しかし，私たちの意識やその流れなどについてはまだわからないことのほうが多い．

3．動機づけ

　動機づけは，心理学の重要な研究分野の一つである．動機づけとは目標志向的な行動のことで，これがなければ人間は行動を起こさない．つまり，行動を生じさせる原因であり条件でもある．行動を生じさせるものは，欲求（need）あるいは動因（drive）とよばれる．この動機づけに脳のどの部位が関係し，どのような仕組みで生じるのかが，1950年代から探られるようになった．社会的動機や好奇心など内発的動機による動機づけにかかわる脳と行動との関係の解明にはまだほとんど手がつけられていないが，摂食行動や性行動についての研究は進められてきている（梅本，1981）．

1．欲求，動因，報酬

　動機づけとは簡単にいうと，欲求と動因に基づいて，行動を生じさせ，一定の方向に導く心理過程である．動機づけの説明理論の一つである学習理論では，動機づけられた行動は欲求を解消させるために生じるものとされる．空腹の人間は食べ物を求め，それを食べることで欲求を満足させ，動因が低減される．そして満足と無活動状態が生じる．ここでの欲求は生理学的なもので，生き物としての存在を維持していくうえで基本的な何かが欠けていることを意味する．

　動因は心理学的なもので，欲求とも強く関係している．空腹，口渇などの結果を生じる体内組織上の欠乏に基づく動因を一次的動因，何かを恐れることや，願望や要求などを二次的動因という．人間では，成功したい，良い配偶者を得たい，お金を儲けたい，他人を援助したいなどの二次的動因あるいは獲得性動因に基づいて行動することが多い．

　欲求と動因を結びつけるものは報酬である．動因を低減するもの，あるいは欲求に合うものは報酬を受けることである．空腹のとき食べ物は報酬になり，社会的に認められたい動因があるとき，賞賛は報酬である．このような報酬は脳のなかの特別な部位に関係している．

摂食（飲食）行動の開始と終止は，後述するように視床下部にコントロール中枢がある．このことから，視床下部は何らかのかたちで動因と関係することが予想できる．視床下部のある部位への刺激が，あたかも報酬であるかのように作用することが明らかにされている（Olds & Milner, 1954）．視床下部に電気刺激を与えると，ネズミは飽きることなくレバーを押し続けた．電気的に脳を自分で刺激する（自己刺激；self-stimulation）ようになったこのようなネズミで一番効果的なのは内側前脳束（medial forbrain bundle）とよばれる視床下部を通る線維束を刺激することであった．この線維束は中脳につながり，上行性/下行性の両方の線維を含む高次部位に連絡しているものである．このような研究は，視床下部動因説（hypothalamic drive theory）とよばれ，視床下部が脳内の報酬の中枢であるとみなすものである．

しかし，最近のこの種の研究では，脳内のそれらの部位がどのようなメカニズムで働くのかという問題，なかでもカテコールアミンなどの神経伝達物質の

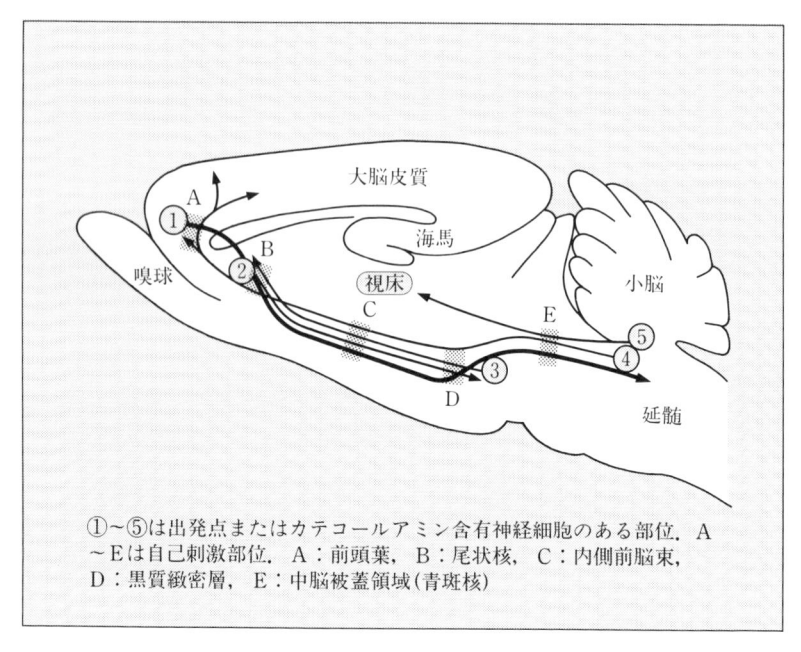

①～⑤は出発点またはカテコールアミン含有神経細胞のある部位．A～Eは自己刺激部位．A：前頭葉，B：尾状核，C：内側前脳束，D：黒質緻密層，E：中脳被蓋領域(青斑核)

図5-8　自己刺激を行う部位とカテコールアミン経路（梅本，1981）

作用の仕方に焦点が当てられている．カテコールアミン説とよばれるこの考え方は，脳の自己刺激が効果的な部位とカテコールアミンの作用経路が重なり合うことに由来している（German & Bowden, 1974）．また，脳の自己刺激による報酬が与えられている間，辺縁系からカテコールアミンが放出されることや，これらの系の作用を阻害する薬物を投与することによって自己刺激の効果が減少することなどが明らかにされている．

図5-8に示すように，自己刺激のシステムは脳幹—中脳—皮質下前部—大脳皮質を含むものであることが明らかにされてきており，動機づけや報酬に認知的要素が介在することが想定されている．したがって，期待，予期あるいは二次的な認知的動因は皮質レベルで作用し，何らかの形で神経伝達物質の放出メカニズムに働きかけ，視床下部や辺縁系の働きに影響を与えることが考えられる．

最近，ダマジオ（Damagio, A.）らが主張するソマティックマーカー（直感的身体内感覚反応）理論は，両側の前頭葉腹内側部（ventromedial prefrontal lobe）を損傷した患者は，衝動的行為，異常な攻撃性，アルコールおよび薬物依存への耽溺など反社会的行動を示すようになるという報告に基づくものである（Bechara & Damagio, 2002）．この理論は，何らかの刺激が扁桃体を活性化させると，直感的身体内感覚反応（筋肉反応，自律神経系反応など）が生じ，それは前頭皮質を介して分析されるシステムの関与を得て視床下部の反応へとつながり，自律神経系の信号や顔，四肢の筋肉運動が導かれることを考えている．

つまり，人間の意志決定がかかわるような動機づけ行動は，扁桃体，島（insula），体性感覚野前頭葉内側部などを含む皮質下‐皮質系が中心的役割を果たすというものである．ダマジオらは，ソマティックマーカーに皮膚電気反射が指標となるかもしれないとしている．

2．摂食行動

食べることと水を飲むことは，動物の内部環境を定常に保つために不可欠なものである．これらの行動は視床下部の摂食中枢，飲水中枢でコントロールが

行われていると考えられ，1950年代後半から多くの研究が行われてきた．

図5-9は動機づけと視床下部の関係を示したものである．栄養をとるメカニズムは二つの面からなっている．第一は腸から吸収されることであり，脂肪として余分なエネルギーが貯蔵される．インスリンが解発され，細胞がグルコースを摂取するように働く．第二は，腸が空っぽになり，脂肪組織や肝臓からエネルギーを取り出すことである．アドレナリンなどの神経伝達物質が出て，血液中のグルコースの水準を維持するように働く．肝臓ではグリコーゲンがグルコースに変換される．グルコースの代謝はこれら二つの面では異なっており，飢えと満足のコントロールに重要な働きをしている．

視床下部の役割は，そこに存在する糖受容器によってグルコース代謝をモニターすることである．結果として，飢えよりもアドレナリン放出を調整しているようである．飢えの感覚は，グルコースに感受性の高い肝臓から生じ，視床下部に情報を送る．したがって，肝臓の機能を刺激，抑制することで飢えの感覚を調整できる．

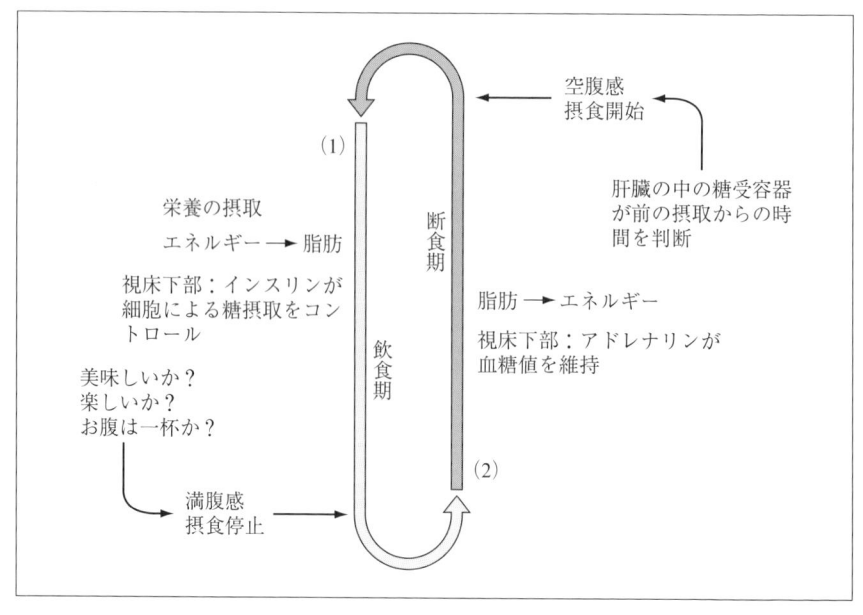

図5-9 摂食行動をコントロールするメカニズム (Beaumont, 1988)

また，脂肪の貯蔵レベルをモニターするメカニズムも存在し，長期的な調整機構がある．より短期的には，摂食活動と結びついた効果がある．おいしい食べ物を食べ始めると，口，胃，そして十二指腸からのフィードバック情報が摂食を抑制し，食事の量を調整する．

　喉が渇くことは，細胞内と細胞外の間の液体の量に変化をもたらす．細胞内の変化は浸透圧に関係する視床下部の受容器が検知し，渇きの動因が増加することになる．細胞外の浸透圧の変化は血管や腎臓の圧受容器が検知し，水を飲む行動を生じさせる．腎臓はホルモンを出して血液の量の減少を防いでいる．このような動因による運動行為プランの産出と実行は第1章で述べたとおりである．

　水を飲んでいるときは口や喉からフィードバック情報がもたらされるが，身体全体の水分を調整する中枢メカニズムに比べればその役割は小さい．

　摂食行動とカテコールアミンの関係を解明しようとする最近の研究は，摂食活動の統合中枢が視床下部にあるとする考え方を疑問視している（Grossman, 1979）．これは，ドーパミンを注入することで摂取拒否行動が生じたり，ドーパミンの受容を促す薬物を投与すると，摂取拒否活動がなくなったりすることから，視床下部という特定の部位ではなく，もっと広範な視床下部を含めた脳を縦走するドーパミン作動性の神経活動システムが関係するというものである．

　楽しいときや興奮しているときにはよく食べたり，渇きが癒えていてもなおビールやワインを飲み続けることからもわかるように，人間が食べ物や水分をとる行動は複雑で，社会的，文化的，心理的影響を強く受けている．願望や期待など認知的な要因が，つまり大脳皮質の役割が人間の摂食行動には強い影響力をもっている．

3．性行動

　性行動も扁桃体を中心とする皮質下，皮質のシステム的な働きの産物とみなすことができる．

　性行動には摂食行動と同じように視床下部の働きが関係するが，社会的要因や文化的要因の影響は摂食行動に対するよりも大きく，そのほかの要因も関係

している．

　第一の要因は性ホルモンである．下等な動物では性行動の調節に性ホルモンが大きな役割を果たしている．去勢されたネズミは性行動をやめてしまう．しかし高等動物である人間ではそれほど簡単ではない．男性がテストステロンの源を失っても，性への関心は急になくなるわけではない．卵巣ホルモンが出なくなった女性はそのことによる影響をほとんど受けない．人間における性動因は身体を巡っている性ホルモンだけでなく，性行動を決定する多くのほかの要因との絡みで生じるのである（池上，1986）．

　性行動に関係する第二の要因は神経伝達物質である．神経伝達物質であるセロトニンは男性，女性の両方で性機能を抑制する．また，セロトニンを抑制する薬物によって女性の性行動が増加する．女性ではドーパミンもセロトニンと似たような働きをするといわれる．このような神経伝達物質の働くシステムは複雑であり，目下盛んに研究が行われている．

　視床下部のなかに，性行動を抑制したり，解発したりする部位があると考えられている．視床下部の一部を損傷させたネズミは，性ホルモンの分泌が正常でも性行動をやめてしまうことが知られている．これらの部位はオスとメスでは異なった場所である．また，最近では扁桃体の重要性が指摘されている．動物では，扁桃体を電気刺激すると椅子に対しても性交行動を始めることが報告されている（Greenfield, 1999）．

　一方，人間では，性行動を開始するのに身体の内部の生理学的状態と同じくらい外部の要因が重要である．ポルノ写真や映画などの視覚刺激は性行動を喚起するし，直接的な視覚刺激でなくても読物などでも性行動は刺激される．異性であればだれとでも性行動が開始できるというわけではなく，そこには認知的な要因，好み，期待などが関係してくる．人間の場合は，異性間に醸し出される複雑な情動要因が，単なる性的欲求以上に性行動を調節する決め手となるようである．

　このようなほかの動物にはみられない人間の複雑な性行動は，扁桃体，視床下部，SD核（性的二形核；sexually dimorphic nucleus），さらには大脳皮質が関与することが明らかとなっている（図5-10参照）．

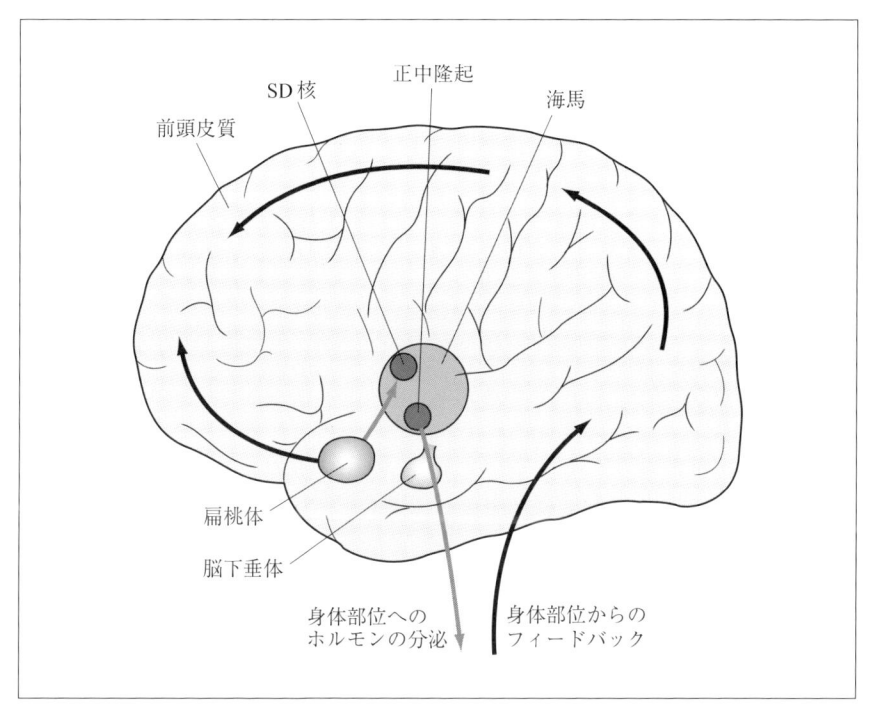

図 5-10　身体部位へのホルモンの分泌 (Stirling, 2000).

　SD核は視床下部の前方部にあり，性興奮中にはニューロンが活性化する．この神経核は男性のほうが女性よりも大きいが，ホモセクシャルではその傾向がないという．視床下部が性ホルモンの分泌に関係しているのは前述のとおりである．

　扁桃体は男性ホルモンであるテストステロンの受容器が多く，またSD核とも相互連絡している．扁桃体は視床下部だけでなくほかの大脳皮質の部位とも連絡があるために，視覚刺激，匂い，聴覚刺激，触覚刺激などの情報を調節している．また，海馬との連絡もあるので記憶や文脈などを取り入れた調節となる．このような複雑な皮質下の相互作用が，人間に特有の性行動を生じさせる所以といえよう．

　したがって，扁桃体や視床下部を含む脳損傷は人間に異常な性行動を生じさせるとともに，心的な原因によって性機能不全がもたらされることになる．

第6章
視覚と聴覚と体性感覚

主な項目
1. 視　覚　　2. 聴　覚　　3. 触　覚

学習のポイント

　人間は，眼や耳などの感覚器官から外部の情報を得て，自分のおかれている状況を認知する．このような機能を知覚という．そして，あるときは危険から逃れ，あるときは意図した方法で生命を維持し展開していく．このとき，外部からの刺激情報をそのまま受け取るのではなく，解釈した結果を知覚している．したがって知覚は重要な人間の知的機能の一つといえる．知覚は刺激に対する反応であって，刺激がない場合の幻覚や，イメージ，記憶の回想などとは区別されるものである．

　人間を環境からの刺激情報を処理する一つの情報処理機構と考えると，知覚は感覚情報の処理機能にほかならない．この感覚処理機構に対しては，感覚受容器―大脳皮質―効果器という神経系の働きとみなす医学生理学的アプローチと，意識体験や行動と関連づける心理学的アプローチが可能である．

　ここでは知覚のうち最も研究が進んでいる視覚と聴覚，つづいて触覚についてその医学生理学的な基礎を学ぼう．

1. 視　覚

　視覚の重要さは，視力を失った場合を想像すれば容易に理解できる．物が見えない，物の形が捉えられない，色がわからない，物体の運動がわからない，物の遠い近いがわからないなど，視覚に関係する機能が損なわれた場合を考えると，環境への適応は著しい困難を伴うことになる．このような視覚の生理学的な機構はどのようになっているのであろうか．

1. 視覚系の構造

　視覚刺激を捉えるのはいうまでもなく眼である．刺激を受容する器官は通常特定の刺激に対してだけ反応するようになっている．眼は脳の一部とみなすこ

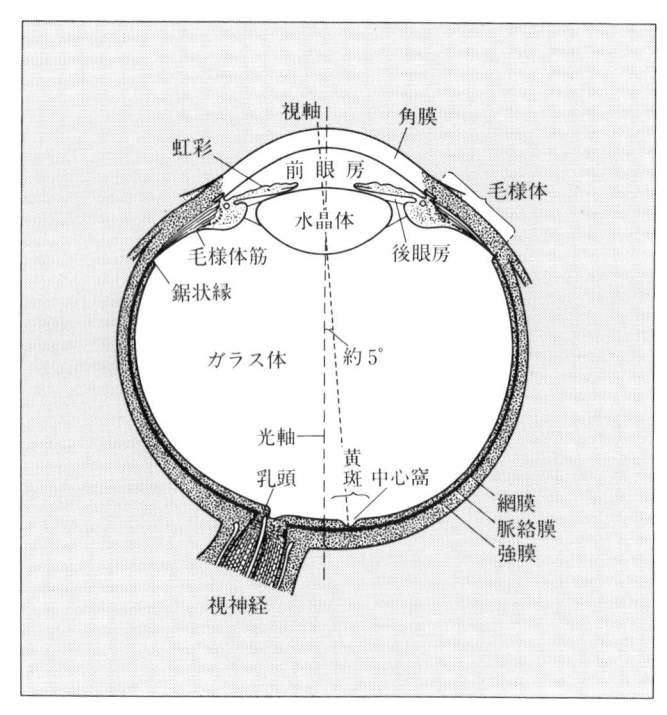

図 6-1　ヒトの眼の構造（岩波「科学の事典」，1988）
（右眼を上方から見た図で，左側が鼻側，右が耳側となる）

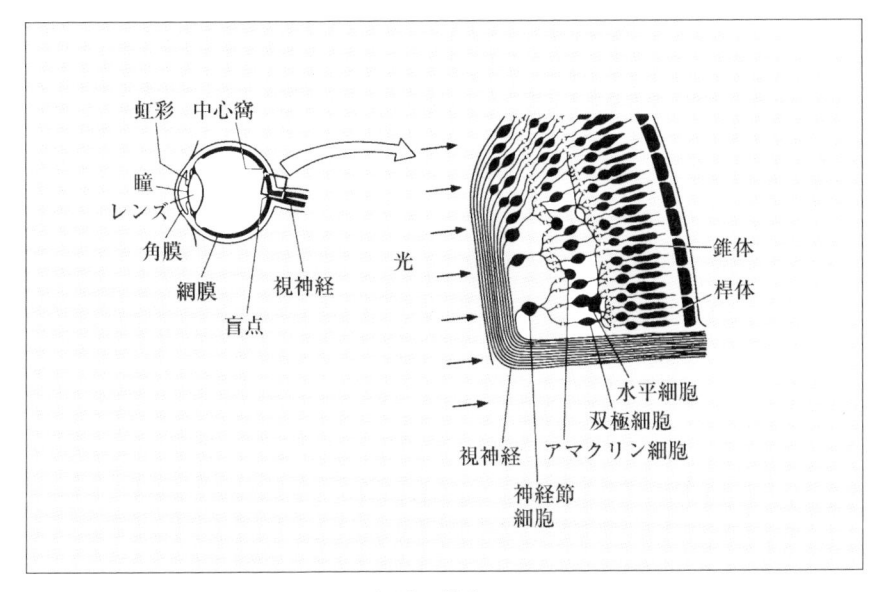

図6-2 ヒトの網膜の構造 (Beaumont, 1988)

とができる．眼の構造は図6-1のようになっており，大まかにいうと，レンズ (lens) があり，光の量を調節する虹彩または瞳 (pupil) と，光を感知する網膜 (retina) からできている"球"といえよう．

眼の働きはカメラにたとえられることが多いが，カメラがまったく受け身的に働くのに比べて，人間の眼は入ってくる刺激をもっと能動的に処理する点で異なっている．眼球は眼窩 (orbit) とよばれる穴のなかで動き，レンズは異なった距離にある物に焦点を当てるように形を変化させて調節 (accomodation) する．瞳は入ってくる光の量を調節し，網膜が光の量に圧倒されないようにする．この瞳の調節は反射的で，明るすぎれば自動的に閉じ，暗ければ開くようになっている．

光刺激が眼の奥の網膜に達すると，桿体 (rod) と錐体 (cone) の2種類の視細胞 (受容器) で感知される (図6-2)．錐体は中心窩 (fovea) とよばれる部分に多くみられる細胞である．中心窩は錐体がぎっしり詰まっている窪みで，対象が最も鮮明に捉えられる (すなわち，視力が高い) 部位である．私たちは，

外界を見るとき，常に中心窩に対象が入るように，つまり最も鮮明に見えるようにしている．これを中心視（central vision）という．これに対して，中心窩から離れたところには桿体細胞が多くあり，中心窩から離れたところで対象が捉えられるとき，これを周辺視（peripheral vision）という．

眼が光刺激を捉えることができるのは，受容器にある色素に光が当たって起こる化学的変化のためである．錐体は三つある色素の一つであるイドプシン（idopsin）とよばれる光の異なる波長に反応し，色を感じさせる物質を含んでいる．つまり，色の感覚に関係する．一方，桿体は色素の一つであるロドプシン（rhodopsin）を含んでおり，明暗つまり光の量についての情報だけを伝えることができる．桿体はわずかな光の量にも感受性があり，波長の青の端のほうの色に対して感受性が高い．夜になると，色が見えにくくなり，月明りが青ずんで見えるのはこのためである．また，夜では中心視よりも周辺視のほうが，すなわち錐体よりも桿体を使って見るほうが物が見やすくなる．ただし，人の眼が捉える電磁波（光）はおよそ380〜780 nm（ナノメートル）の狭い範囲にすぎない．これを可視域という．

桿体と錐体で検知された視覚の変化は，神経インパルスに変換されて少数の受容器と相互連絡している双極細胞に到達する．双極細胞はまとまりとなって，神経節（ganglion）細胞とつながっている．神経節細胞の軸索は束となって眼から出て視神経（optic nerve）となる．視神経は脳神経の一つである（図6-2）．網膜の周辺部では，一つの神経節細胞が数百の桿体から情報を集めるようになっているが，中心視では少数の錐体から情報が入るにすぎない．

網膜における情報の連絡や統合は，水平細胞（horizontal cell）とアマクリン細胞（amacrine cell）が行う．水平細胞は網膜にある受容器と双極細胞間の相互連絡をしており，アマクリン細胞は高次レベルで双極細胞と神経節細胞との相互作用に関係している（図6-2）．

網膜からの視神経は，束になって眼球の外に出るので，その出る部位には感覚細胞がない．したがって，光を感じない部分がある．これを盲点（blind spot）という．盲点から網膜を養う血管も入っている．しかし，通常私たちは盲点の存在に気づかない．これは左右の眼で補い合うことをしているからであ

図の+印と円との距離の約3.5倍の距離から，左眼を閉じて右眼で+印を見つめると，右の円はちょうど盲点に像を結ぶので，見えなくなる．

図 6-3　盲点があることを示す実験（岩波「科学の事典」，1988）

る．盲点の存在は，図6-3を+と○の距離の約3.5倍の距離から，左眼を閉じて右眼で+をじっと見つめると，○はちょうど盲点に像を結ぶので見えなくなることからわかる．

　左右の眼から出た視神経は，脳に入る前に視交叉（optic chiasm）で，網膜の内側つまり鼻側のものは交叉し，左右側が入れ替わる．外側つまり耳側の視神経は交叉しない．視交叉からの視神経は視床（thalamus）の一部である外側膝状体（lateral geniculate body）を経て，大脳皮質の視覚領野（visual cortex）に達する．図6-4に示すように左右の視覚空間（視野）からの情報は両眼を通じて反対側の大脳皮質（ブロードマンの17野）に入ることになる．

　脳のなかでの視神経の神経配列については重要なことが三つある．

　第一は，視覚刺激の相対的な空間位置は多少の歪みがあるものの，視覚領野に至るまで維持されていることである．つまり，トポロジカルな位置関係が維持される．

　第二は，大脳皮質の細胞の数は視力に関係することである．中心窩の細胞の数が網膜のなかのどこよりも一番多く，視覚領野でも中心窩からの情報を受け

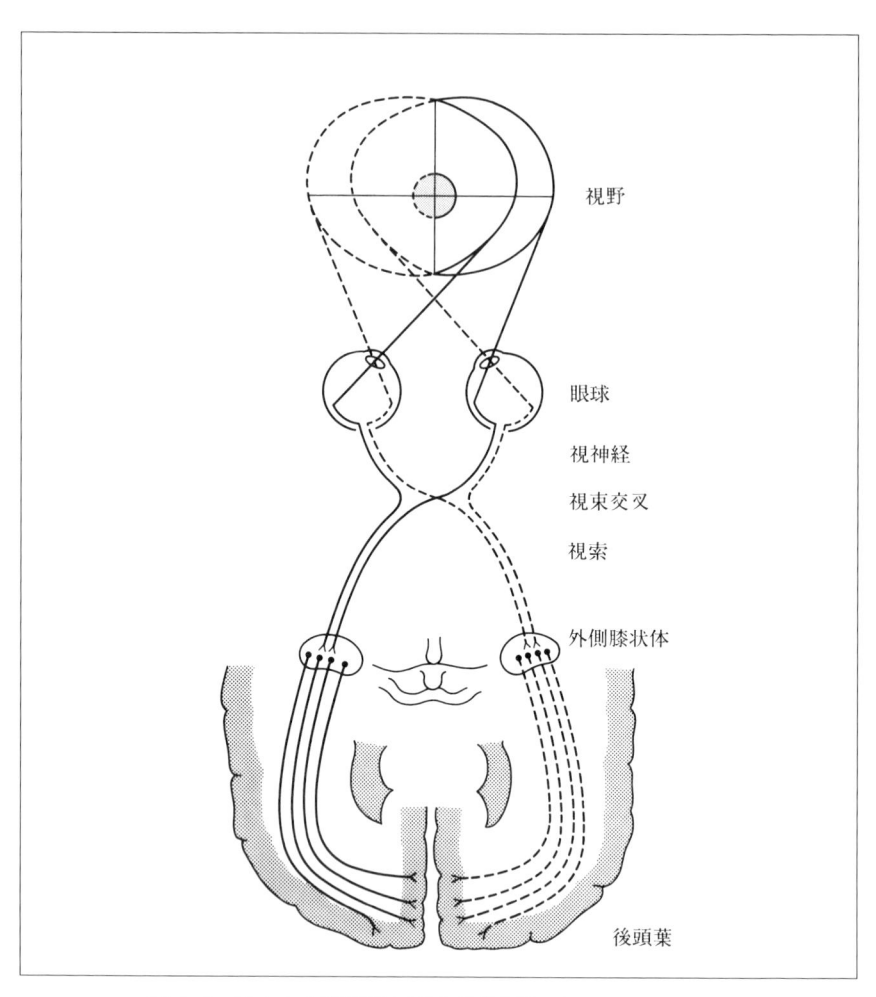

図6-4　眼から大脳皮膚に至る視覚経路（Beaumont, 1979）

る細胞が最も多い．

　第三は，外側膝状体からは大脳皮質へいくつもの経路で投射されることである．外側膝状体から大脳皮質に神経連絡が達する部位は一次視覚野とよばれる部位であるが，ここから脳のいろいろな部位へ連絡している．あるものは眼球運動のコントロール部位，そしてあるものは覚醒状態のコントロール部位へとつながっている．一次視覚野からの情報は二次視覚野，皮質下，中脳などへと

1．視　覚

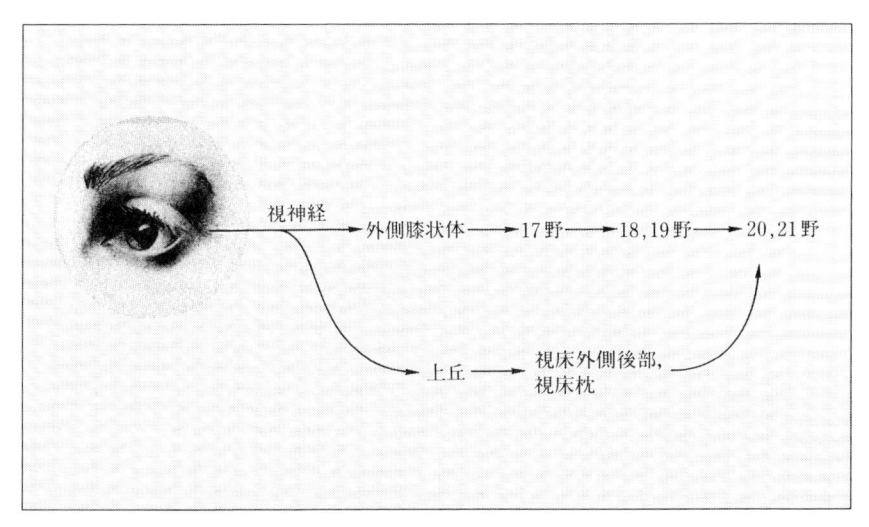

図 6-5　視覚系の連絡経路 (Kolb & Whishaw, 1980)

送られる．視覚系をまとめると図 6-5 のようになる．

2．視感覚の処理

　視覚刺激の相対的な空間位置は変わらないと述べたが，網膜から写真のような映像が脳の視覚野に投射されるのではない．視覚刺激は要素に分けられ，神経情報に符号化され，大脳皮質で符号化情報を再統合し，解釈される．

　眼が単に映像を送るだけの物でないことは，飛越運動（saccades）現象を例にしてみるとよくわかる．これは，じっと見つめているつもりでいるときでも，常に生じている目のわずかな運動をいう．この運動は網膜に映る映像の位置を常に変化させ，神経細胞を発火させている．このことによって，神経組織が繰り返し刺激に対応できるようになる．もし，網膜上の映像を目の動きと同じにすることで視標が網膜上の同一位置に投射できるようにすると（つまり，静止網膜像；stabilized retinal image をつくると），神経細胞の発火が持続せず，そのために映像はその一部が消えたり，全部が消えることがある（Dodwell, 1975）．

　網膜はまた，刺激のいろいろなレベルに順応（adaptation）できるようにな

っている．暗順応はその一つの例で，暗い部屋に入って突然何も見えなくなったという経験はだれもがしている．これは，明るい部屋から暗い部屋に入ると錐体による処理から，桿体による処理へと移行するためである．5分ぐらいで少し見えるようになるが，30分ぐらいしないと暗さに順応しない．逆方向の明順応はもっと早く起きる．

3．末梢での分析

　網膜は別な意味でも能動的である．隣り合う受容器と互いにつながりをもって相互に連絡し合っている．その一つが側抑性（lateral inhibition）である．ある受容器細胞が活動すると，隣接する細胞に影響を与える．二つの細胞に異なる強度で刺激が生じるとき，差異を増幅し，鮮明にする傾向がある．網膜に映る刺激の輪郭を鮮明化しようとするものである．たとえば，ヘルマン（Herman）の格子とよばれる図6-6を見ると，このことがよくわかる．図をじっと見つめると，交差している部分が灰色に見えるだろう．特に周辺視となる部分でこのことは明白なはずである．これは錯視の一つであるが，側抑性で説明できる．

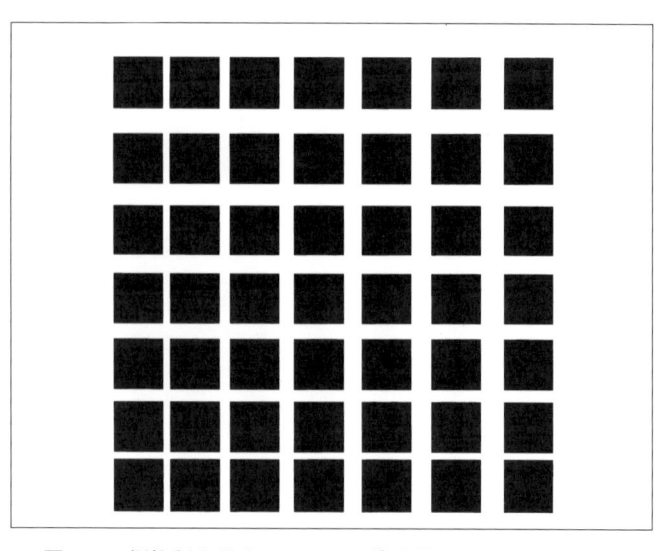

図6-6　側抑制を示すヘルマンの格子図（Beaumont, 1988）

4．強度，パターン，運動

　網膜には少なくとも3種類の神経節細胞があり，入ってくる刺激を情報として符号化し，大脳皮質に送っている．第一は開始時放電（on-center）細胞で，光刺激があったときに活動するが，光刺激がなくなったときには応答しない．

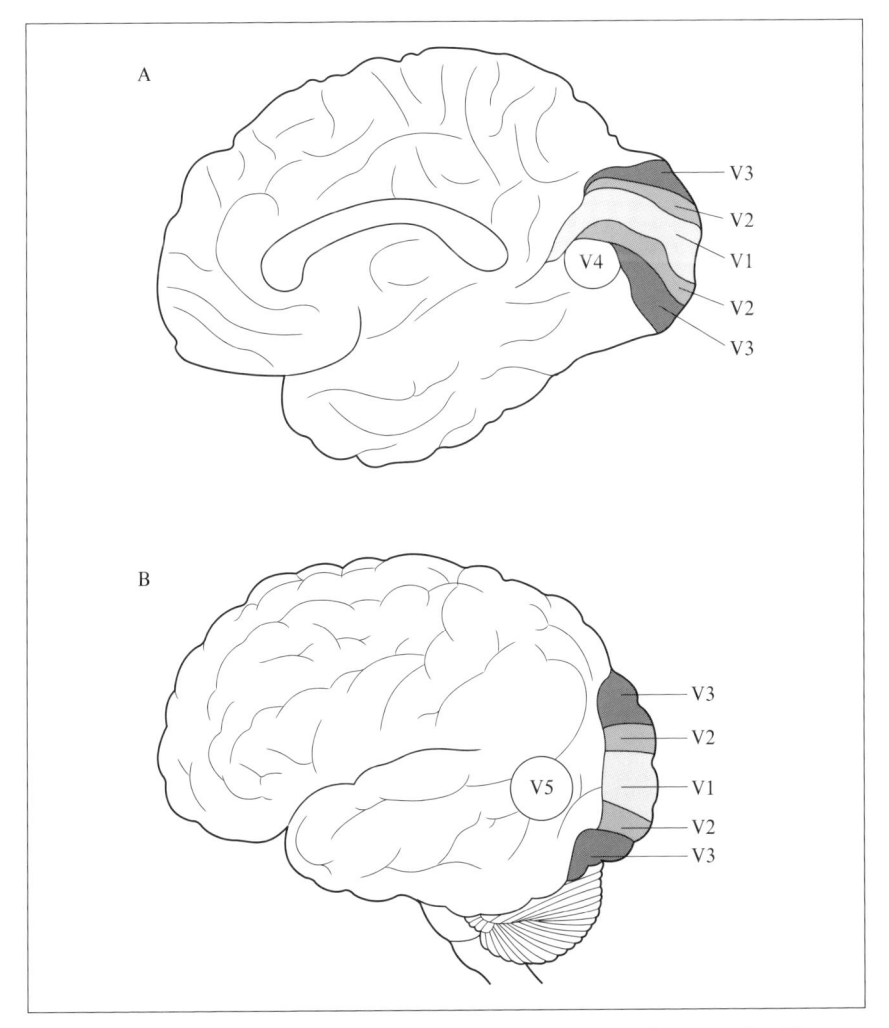

図6-7　人間の脳の視覚領野：Aは内部から見た図，Bは側面から見た図

第二は終止時放電（off-center）細胞で，逆に光刺激がなくなったときに活動する．第三は一過性（transient）細胞で，これが最も突然の光刺激の運動に応答するものである．これらの3種類の細胞からの出力は，複雑に統合されて，強度，パターン，運動についての情報を送ることになる．

情報の分析は大脳皮質でも行われる．大脳皮質の視覚野は，図6-7に示すようにV1～V5までの五つの層からなっている．ヒューベルとウィーゼル（Hubel & Wiesel, 1962）はネコの大脳皮質の単一細胞の活動を記録し，V1レベルでは，視覚刺激が異なるとそれに対応して異なる細胞が反応することを見出した（Hubel & Wiesel, 1962）．さらにその細胞には3種類あることを見出している．一つは単純細胞（simple cell）で，これは刺激の特定の角度に対して反応するもので，角度によって反応する細胞は異なっている．もう一つは複雑細胞（complex cell）で，角度に対してはそれほど厳密に応答しないが，刺激の動きに敏感に反応する．最後の一つは高複雑細胞（hypercomplex cell）で，特定の角度に対して反応するだけでなく，それが特定の長さのときに反応する．

後頭葉の視覚野V1レベルで最初の処理が行われた情報は，V2→V4→側頭葉とつながる腹側（what）ルートと，V2→V3→V5→頭頂葉とつながる背側（where）ルートに分かれて処理が行われ，認識に至る．

強度や輝度（明るさ）の知覚は，まず網膜のレベルで，開始（on）細胞と終止（off）細胞の活動によって，刺激のパターンと水準がおおよそ符号化される．刺激の輪郭や特徴などについての情報も網膜のレベルで符号化され，大脳皮質の腹側（what）ルートでの処理に委ねられる．大脳皮質のレベルで，単純細胞，複雑細胞，高複雑細胞によって刺激の形，方向，輪郭，明暗，特徴などが処理・解読される．そして，見えたものとして形，パターン，きめなどが理解されることになる．

運動は複雑細胞と高複雑細胞によって，大脳皮質の背側（where）ルートで検知される．眼球の運動によって網膜には常に運動が投射されるが，外界での真の運動だけを知覚するのは眼の運動の影響を計算し除去するといった，脳の後頭から側頭領野での複雑な処理結果による．

5．色

　このように，対象の形や運動を意味のあるものとして捉えるためには，単に眼球だけが関係するのではなく，大脳皮質を含めた高次な情報処理が行われているのである．

　色の感覚も，光を網膜で捉え，網膜からの情報が大脳皮質の視覚中枢に送られ，そこで生じる知覚反応である．つまり，眼の働きだけで色を見るわけではなく，錐体などの視細胞を素子とする大きな神経回路網の働きによる．色の感覚は光の波長と密接な関係がある．

　色の処理の最初の段階は網膜の錐体の反応である．錐体には，長波長帯（青，445 nm），中波長帯（緑，535 nm），短波長帯（黄，570 nm）のそれぞれに最も感度がよい3種類の細胞がある．これらの視細胞は，それぞれ固有の感光物

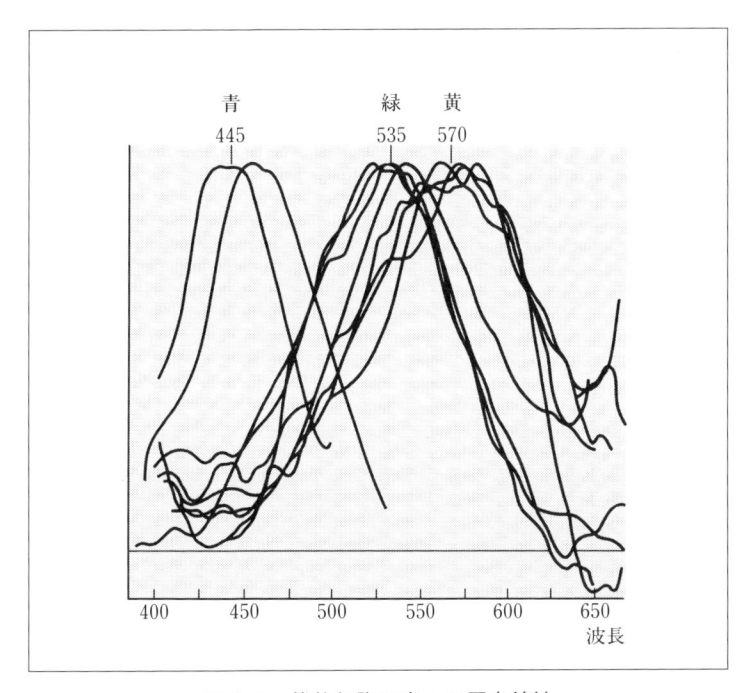

図6-8　錐体細胞の光への反応特性
青，緑，黄の波長に反応する3種類のタイプが見られる（Marks, et al., 1964）

質をもち，光刺激によって興奮し，生体情報となって，錐体の後に続く神経細胞の興奮と抑制とを通じて大脳皮質の視覚中枢に伝達される．

　3種の錐体の反応感度の特性は図6-8に示すように重なりがある．色が，青，緑，黄のどの要素をどれだけ含むかで分析できる．これを3色過程という．網膜は色について三つの要素で符号化し，神経節細胞，外側膝状体を通じて異なる形で再符号化される．このレベルでの符号化を反対処理（oppenent processes）という（Devalois, et al., 1966）．外側膝状体の細胞は，＜赤に対して反応増加，緑に対して反応低下（R＋G－）＞，＜緑に対して反応増加，赤に対して反応低下（G＋R－）＞，＜青に対して反応増加，黄に対して反応低下（B＋Y－）＞，＜黄に対して反応増加，青に対して反応低下（Y＋B－）＞の4種類がある．また，明暗についてだけ反応する細胞もある．網膜の視細胞と外側膝状体の細胞とは対応関係がある．

　大脳皮質における色情報の符号化については，ある皮質細胞は反対処理に感受性が高く，あるものは3色での分類過程に特に感受性が高いといわれてはいるが，複雑でいまだによくわかっていない．

　色の知覚がどうして起こるのかについては古くから活発な論争があり，今なお完全には解明されていない．1801年にヤング（Young）が提唱し，ヘルムホルツ（Helmholz）によって近代化された3色説と，1878年からのヘーリング（Hering）の反対色説がある（岩波「科学の事典」，1985）．

　3色説は，網膜には分光感度が違う3種の受容器があり，ある光に対するこれら3種の受容器の応答の相対的な関係で色が知覚されるとするものである．青，緑，赤の3色を混合すると白色光がつくれるという事実は，この理論の有力な証拠となる．カラーテレビの色はこの3色の混合でつくられている．

　反対色説は，色の基本は赤，黄，緑，青の4色であり，赤の反対が緑，青の反対が黄であるというものである．この理論は二つの事実から支持されている．その一つはある色をじっと見た後に生じる残像である．もし，じっと赤を見た後に白い紙に眼を移すと，反対色の緑が見える．同じことが青—黄でも生じる．これは，じっと見ることで低下した感受性が眼をほかに移すことで取り戻されるが，そのシステムはしばらくの間反対色に敏感になるためである．2番目の

事実は，色盲のうち，男性では15人に1人，女性では100人に1人の割合で赤―緑色盲であることである．

　色の感覚はいろいろな水準における処理を経て生じるわけであるが，色相（hue），飽和度または彩度（saturation），明度（brightness）の三つの属性によって異なる．色相は光の波長を反映する．赤，青などの言葉で表現される色の属性である．飽和度は，鮮やかさの度合いをいい，鮮やかな色は飽和度が高く，濁った色は飽和度が低い．明度は，光エネルギーの強さのことで，明るい色は明度が高く，暗い色は明度が低い．色は色相，飽和度，明度で尺度化したものを，マンセル（Munsell）表色系記号で表すようになっている．

6．奥行き

　対象がどのくらい遠くにあるかの判断に関しても，多くの水準による処理が含まれる．奥行きの知覚にはいろいろな要素が含まれるためである．ある要素は片方の眼でも感じられるが，ある要素は両眼を使うことが基本になっている．片方の眼の場合，三つの要素が奥行きの知覚に関係している．

　一つはかすみ（haze）で，遠くの物は彩度が低い．二つ目はきめの勾配（texture gradient）の使用である．規則的なパターンの密度が高いと遠く，低

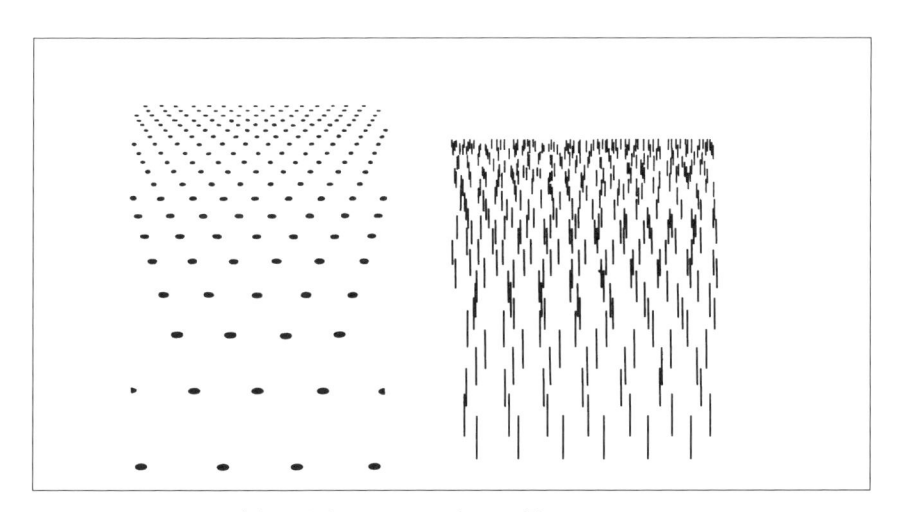

図6-9　奥行きを生じるきめの勾配の例（Taylor, et al., 1982）

いと近い．図6-9はその例である．三つ目は重なり（interposition）で，遠くの物は近くの物によって一部が隠れている．重なりに関係するのは運動視差（motion parallax）で，見る者が動くことによって対象の相対的な運動が距離の手がかりになる．近くの車は早く，遠くの車は遅く動くように感じる．

　片眼だけの手がかりでは奥行きの知覚は限られている．両眼を使うことによって，両眼視差（retinal disparity）が使え，もっと正確な知覚を得ることになる．片方の眼で対象を見，ついで反対の眼で見ると対象が移動するように感じる．これは両眼で視差がある証拠である．近くよりも，遠くの対象を見るときのほうが視差は大きくなる．脳はこの情報を用いて，対象の遠近を判断する．さらに，注視点よりも遠くの物体は網膜の内側（鼻側），手前の物体は網膜の外側（耳側）に投射され，これら二つの網膜像はそれが皮質に到達して少しずれた像をつくる．そのため，その比較で奥行きに関する情報が得られる．また，視差を検知する特別な細胞が大脳皮質にあることも報告されている（Barlow et al, 1967）．左右半球両方の損傷で奥行き知覚は障害を受ける．

　今までみてきたのは網膜―外側膝状体―視覚皮質までの視覚処理であり，一次視覚系ともいわれる．この一次視覚系で興味深いのは，外科手術のために頭蓋骨を取り，露出した視覚皮質を直接電気的に刺激すると，患者は光や物が見えたり動いたりすると報告することである．脳のなかには感覚受容器がないのに，このようなことが起きるのである．眼球や視神経が損傷されても，視覚皮質が正常な場合，眼の代わりをするカメラから適当な刺激を大脳皮質に送ることができれば，再び物が見えるようになるはずであり，このような形のリハビリテーションの可能性はすでに立証されている（Rushton & Brindley, 1977）．

2．聴　覚

　現代に生きる私たちにとって，聴覚の役割は以前よりも大きくなっている．道具を使用することによって，以前は聞くことができなかった遠くの人の声や物音を聞くことができるし，過去に生じ，消失したはずの聴覚刺激をも再生し

て聞くことができる．環境に適応して生きるためには，聴覚はなくてはならないものになっている．ここでは，聴覚の医学生理学的機構について簡単に紹介しよう．

1．聴覚系の構造

　私たちが音を聞くのは，耳の所で生じる空気の圧力の変化を検知しているからである．空気の圧力の変化は波のように周期的なパターンになっている．つまり，音（純音）は一定の単位時間に生じる周期の数（周波数）と，波の大きさ（強度）とをもつ音波である．実際の音は多くの純音の集まりと考えること

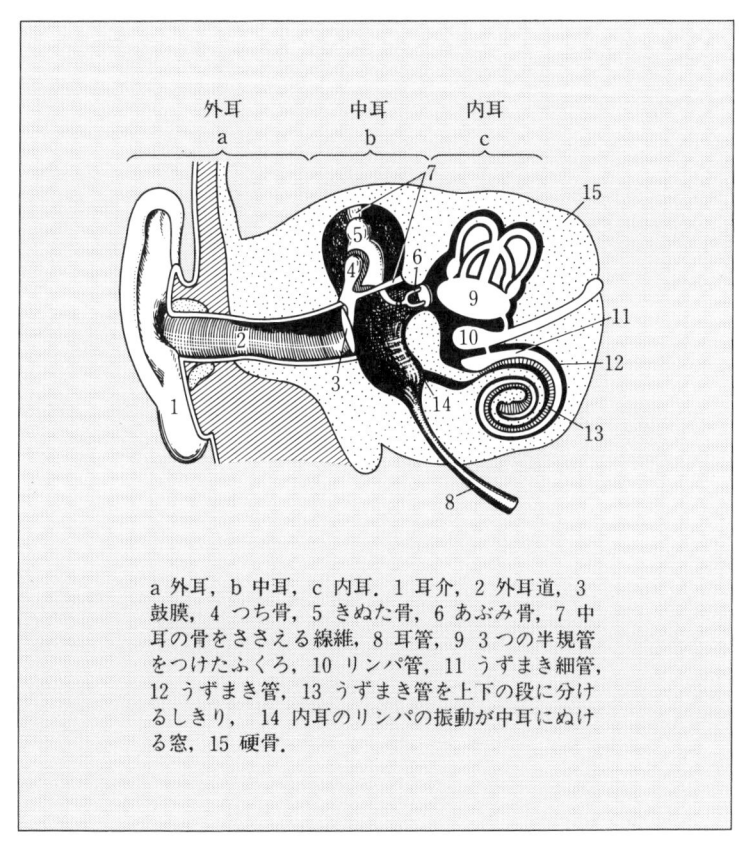

a 外耳，b 中耳，c 内耳．1 耳介，2 外耳道，3 鼓膜，4 つち骨，5 きぬた骨，6 あぶみ骨，7 中耳の骨をささえる線維，8 耳管，9 3つの半規管をつけたふくろ，10 リンパ管，11 うずまき細管，12 うずまき管，13 うずまき管を上下の段に分けるしきり，14 内耳のリンパの振動が中耳にぬける窓，15 硬骨．

図 6-10　ヒトの耳の構造（岩波「科学の事典」，1988）

ができる．

　音波は，外耳（external ear）から外耳道（auditory canal）に入る（図 6-10 参照）．ここまでは外から眼で見ることができる．外耳道の端は鼓膜（ear drum または tympanic membrane）で，空気の振動に従って振動する．鼓膜は厚さ 0.1 mm の薄い膜で楕円形をしており，真ん中が少し窪んでいる．この振動は，中耳にある三つの小さい骨〔つち骨（malleus），きぬた骨（incus），あぶみ骨（stapes）〕に伝わる．そして，うずまき細管（cochlea）と半規管からなる内耳に伝わる．あぶみ骨は内耳につながっており，あぶみ骨の振動は内耳のリンパ液を振動させることになる．リンパに伝えられる振動の圧力は，鼓膜とあぶみ骨の広さの比から元の空気の振動の 17 倍の大きさになる．

　聴覚刺激の受容器はリンパ液の詰まったうずまき細管に含まれている．このうずまき細管はかたつむりのような形をしており（図 6-11），管にもう一つの管を含む構造になっており，上下の段を仕切っている薄い膜は上に毛の生えた感覚細胞が乗っていて，仕切りから突き出たコルチ膜がこの毛に軽く触れている．感覚細胞には聴神経がつながっている．うずまき細管の仕切りの膜が振動すると，感覚細胞も振動し，電気的変化が起きる．この電気的変化は音波とは違ったパルス状の信号となり，脳に伝わっていく．このような仕組みを解明したのはフォン ベケシー（von Bekesy）である（von Bekesy，1967）．

　音すなわち空気の圧力が仕切りの膜の振動として伝えられる．膜は全部が等しく振動するのではなく，振動する場所は音の周波数によって異なる．高い周波数は中耳に近いところ，低い周波数は遠いところである．このようにして，周波数が検知される．

　インパルスは，聴覚神経から視床の内側膝状体を経て，大脳皮質の側頭葉（ブロードマンの 41 野）に伝えられる．ここが聴覚の第一次中枢である．視覚と違って，皮質の細胞はトポロジカルには配置されておらず，周波数別に異なるグループの細胞が活動するようである．

　片方の耳からの聴覚神経インパルスは内側膝状体を経て，脳の両側の大脳皮質に入る．図 6-12 に聴覚経路を示す．視覚では片側の視野からの神経インパルスが反対の側の大脳皮質半球に入るのと比べ，この点で異なっている．した

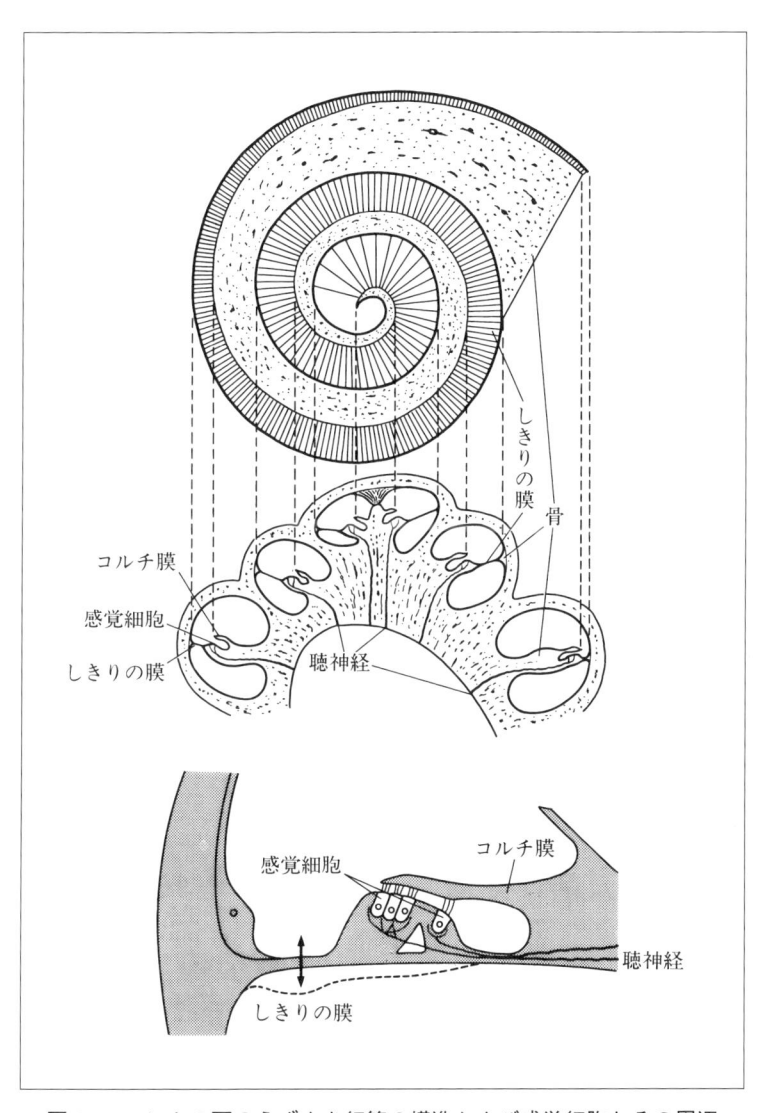

図 6-11　ヒトの耳のうずまき細管の構造および感覚細胞とその周辺
（岩波「科学の事典」, 1988）

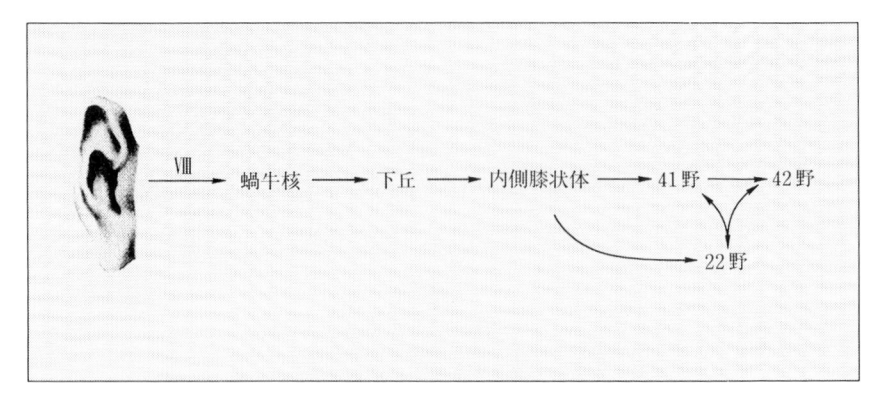

図 6-12　聴覚の主要経路（Kolb & Whishaw, 1980）

がって，片耳からの情報は両方の大脳皮質半球に入る．しかし，耳と同じ側の大脳半球に入る経路は反対の側の大脳半球に入る経路より，はるかに少ない．大脳皮質の片側の損傷は片耳だけの聾（ろう）をもたらすだけで，脳損傷で聾が生じることは稀である．両方の大脳皮質の損傷では死亡することが多いからである．大脳皮質半球の聴覚領野を外科手術時に直接刺激すると純音が聞こえると報告される．周囲の部位を刺激すると意味のある音（ドアを開ける音，靴音など）が聞こえると報告される．このような点は視覚の場合と共通している．

2．聴覚の処理

音の感覚的経験としては，音の高低（pitch or frequency），音の大きさ（loudness or intensity），音色（timbre），音源の定位（localization）の四つの基本的な側面がある．これらが符号化されて聴覚情報として処理される．

1）音の高低

空気の圧力の波はその周波数あるいは振動数〔1秒間の振動数をヘルツ（Hz）で表す〕の違いで音の高低となる．高い音は周波数が高く，低い音は周波数が低い．人間は20,000 Hz〜20 Hzまでの波を聞くことができる．これを可聴範囲という．

それぞれの周波数に特に活発に反応する神経細胞があり，与えられた音の高

低は脳に伝えられる．しかし，一部の細胞は類似した周波数にも反応したり，広い周波数に反応するものもある．

2）音の大きさ

音刺激の強さが音の大きさ，音圧である．音圧は複雑な符号化が行われる．音圧は周波数別に符号化されず，音圧の符号化には多数の細胞が関係し，音が大きくなると反応する細胞，大きくなると反応が減少する細胞，音の大きさの変化に対応して反応する細胞などがあると考えられている．このような複雑な細胞の反応が脳で統合されて音の強さについての情報となるといわれている．音の強さの知覚はおおむね正確であるが，音の高低によって同じと感じられる場合，物理学的には音圧は少し異なる．

3）音　色

同じ音符の音でも，トランペットとトロンボーンでは違って聞こえる．このような音の特徴の一つが音色である．これは私たちが純音を聞いているのではなく，普通，基本音の倍音を含んだものを音として聞いており，その割合の違いによって，音色が異なるのである．同じ音符を演奏しても人によってこの倍音の入り方や割合が異なるので良い音に聞こえたり，悪い音に聞こえたりするのである．

大脳皮質には複雑な音に反応する細胞があるといわれている．動物では特別な複雑音に反応する細胞があり，このことで種族間に特別な信号を伝えている可能性がある．

4）音源の定位

視覚での奥行きのように音がどこから聞こえるのかを知るメカニズムがある．これは，耳が二つあることに関係している．両耳に届く音の波の位相の違い，ずれが手がかりの一つであり，両耳に届く音波の時間差，さらに両耳が受ける刺激の強度差である．波の特別な位相に反応する細胞があるので，位相の差異は聴覚システムの高次な部位で処理される．

3. 触　覚

　視覚や聴覚に比べると重要度が低いような印象を受けるが，触覚も人間が環境に適応して生活するうえで，なくてはならないものである．仮に，皮膚が振動や圧，痛みなどをまったく感じないようになった場合を想像すると，車が身体にぶつかっていることも，タイヤが足の上に乗り，骨や筋肉を砕いていても気づかずにいるはずであり，衣服が焼け，皮膚も焦げ始めているのに気づかず，生命を失うことになろう．寒さや暑さを感じなければ，ときとして生存が危うくなることはだれもが理解できることである．

　触覚の生理学的メカニズムは主に動物実験で研究されてきたが，得られた知見は人間にも当てはまることが明らかになっている．

1. 触覚受容器

　皮膚の下に分布する 20〜1500 Hz の振動に反応するパチニ小体（Pacinian corpuscles）と，20〜40 Hz の低い振動に反応するマイスネル小体（Meissner's corpuscles）が触覚の神経端末として，主たる振動と圧についての受容器の役割を果たしている．脊髄の腹側神経線維の軸索の神経端末からの情報は，脊髄，脳幹，視床を経て大脳皮質の一次体性感覚野（ブロードマンの1，2，3野）に至る．3野が一次の感覚中枢で，ブロードマンの1，2野はより高次の領域と考えられている（岩村，2000）．

表 6-1　皮膚感覚と受容器

触・圧覚	振動覚	痛　覚	温冷覚
マイスネル小体 メルケル触板 パチニ小体 マゾニ小体 毛根終末 ルフィニ小体	マイスネル小体 パチニ小体	自由神経終末	ルフィニ小体 クラウゼ小体

（小柳，1978）

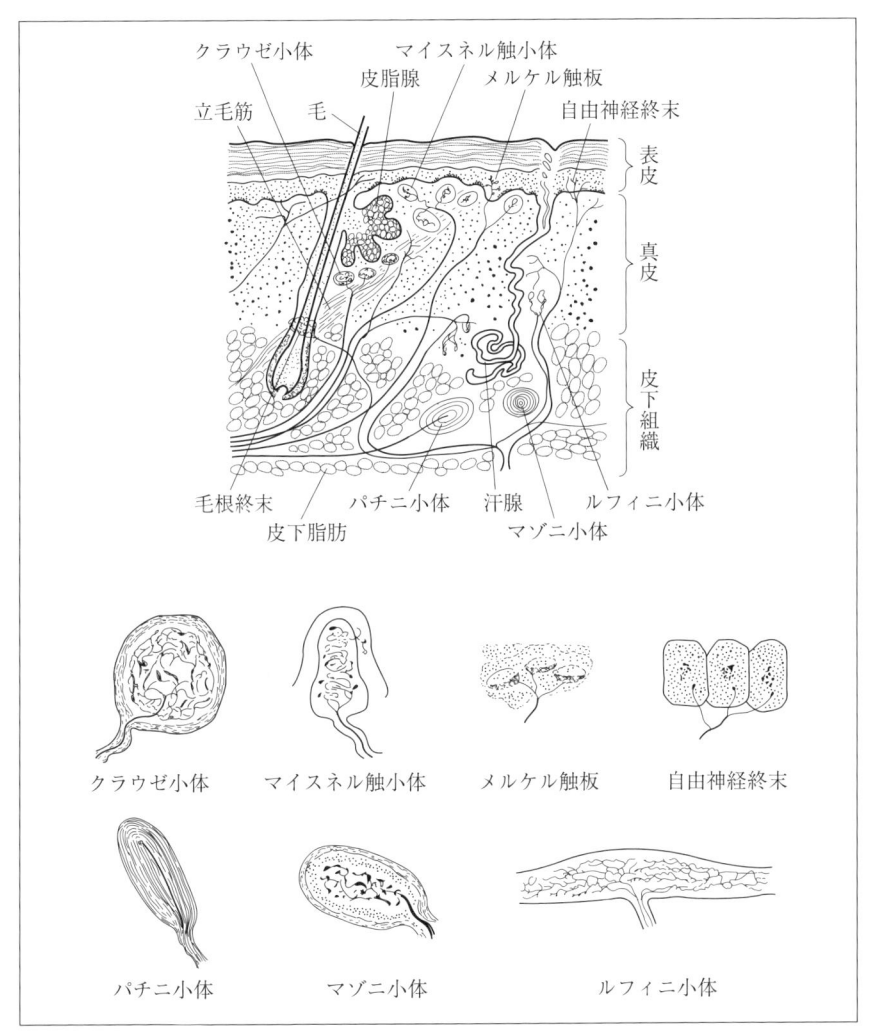

図 6-13 触感覚受容器の構造
皮膚のいろいろな感覚受容器の模式図（上）とそれぞれの受容器（下）（小柳, 1978）

ところで，変動しない定常な触刺激，たとえば圧のような刺激はメルケル触板（Merkel's disks）やパチニ小体が受容器である．

皮膚感覚と受容器の対応関係は表 6-1 に示すとおりである．図 6-13 は感覚受容器の模式図である（小柳, 1978）．

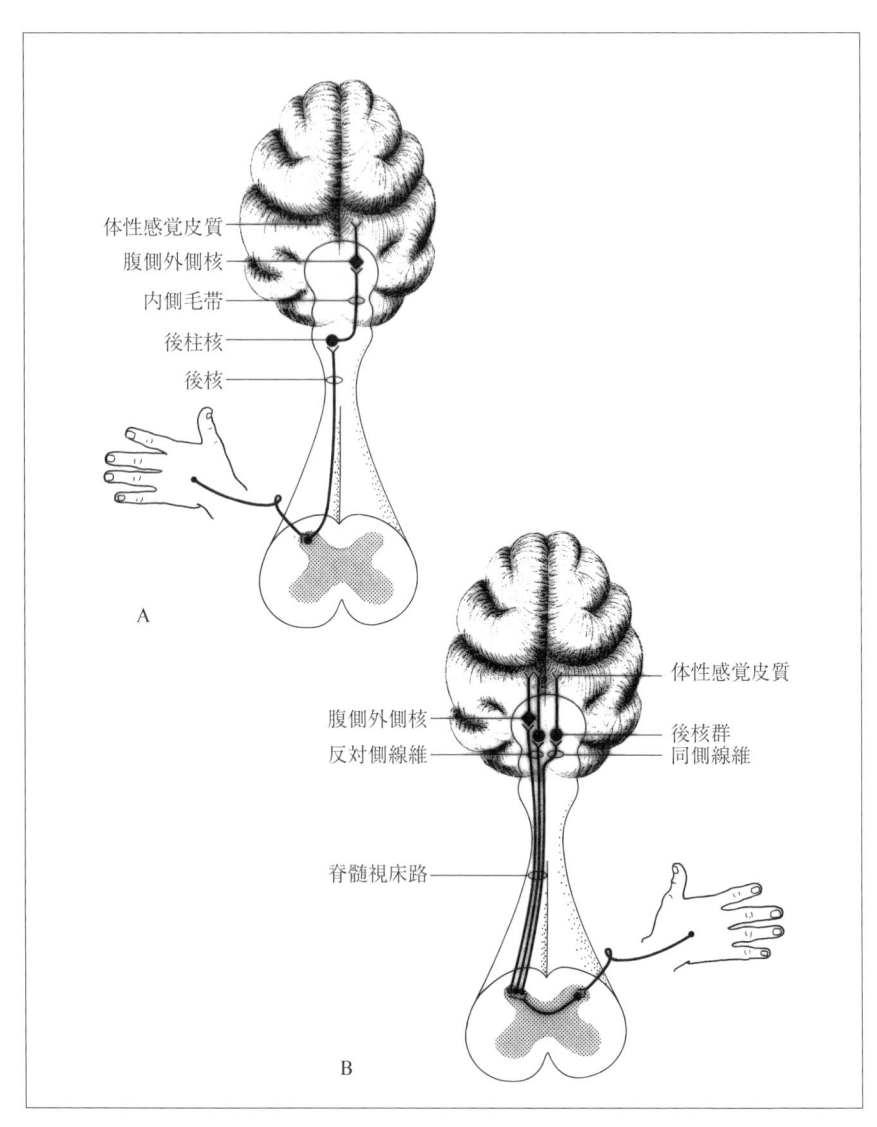

図 6-14 触覚神経系路の模式図
Aは能動的に刺激を触れ吟味する場合，Bは触刺激を受動的に受け取り，吟味する場合の経路（Gazzaniga & LeDoux, 1978）

触覚情報は，脊髄，脳幹，視床のどこかのレベルで強度，持続時間，部位などの情報を処理し，大脳皮質の体性感覚野に伝達される．たとえば，ルフィニ小体（Ruffini endings）からの情報は二次体性感覚野（ブロードマンの5，7野）に伝えられる．一次体性感覚野が手指に触れた物体の形態的特徴を抽出し，二次感覚野である周辺領域や海馬，扁桃体，側頭葉などでほかの感覚との統合や記憶との照合がなされ，対象の認識が生じるのであろう．物体失認（tactile agnosia または astereognosis）はこれらの認知システムの障害である．

視床から大脳皮質への連絡路は図6-14に示すように，直接のものと間接のものがある．受動的に触刺激を処理する経路と能動的に処理する経路が異なることは，触認知のラテラリティ研究にも応用されている（4章3節参照）．

なお，2点弁別閾のような物理的な振動や圧などの刺激とわれわれの感覚との関係は，ウェーバー・フェヒナーの法則（Weber & Fechner's law）やスチーブンスのベキ関数の法則（Steven's law）に従う．このような物理量と感覚量との関係を研究する研究分野は精神物理学（psychophysics）とよばれ，人間の感覚情報処理が機械とは異なる性質をもつことをさまざまな観点から証明している．

2．中枢性コントロール

末梢からの触覚刺激情報は，そのすべてが処理されるとは限らない．大脳皮質からの抑制性のコントロールを受ける．これは，「心頭滅却すれば火もまた涼し」のことわざが示すように，注意がそれていると触わっているものを感じない，痛みや熱さ，冷たさを感じない経験からも明らかである．このことも，脳は全体として機能することを表している．

痛みは外傷受容器（nociception）とよばれる特別な感覚受容器で処理され，温覚は温度受容器（thermoreception）という特別な受容器を介して脊髄の腹側路の間接的経路で処理される．しかしながら，触覚，痛覚，温覚は相互に作用し合っており，たとえば，寒いと手をこすることで，温覚の入力をブロックするというようなことをしている．

第7章
神経心理学の研究法

主な項目
1. 脳損傷による研究　2. 電気刺激法　3. 画像診断法
4. 電気生理学的方法　5. 神経心理学的検査
6. 脳機能検査法の効用と限界

学習のポイント

　かつて大脳病理学とよばれた時代の脳機能の研究法は，きわめて限られたものであった．およそ100年前に細胞染色法が開発されて顕微鏡が出現すると，剖検（biopsy）と死後解剖（post-mortem）が脳機能の主要な研究法として用いられた．

　前者は脳組織の小さいサンプルを切除して検討するもので，適当な部位からサンプリングできたかどうかが問題となる．後者は死後に脳組織を取り出して検討する方法であり，アルツハイマー病やハンチントン病のような組織変化が大きい場合に限り有効であった．動物を対象とした研究では，脳組織の切截（lesion）と切除（ablation）を行い，そのことによる行動への影響を検討する方法が用いられた．

　しかしながら，このような限られた脳機能の研究法は神経心理学の名称が一般化するころから劇的に変化し，今日に至っている．本章では，主に人間を対象とする最近の脳機能の研究法を紹介する．

1. 脳損傷による研究

　この研究法は比較的古くから用いられたもので，脳機能の局在を前提としている．人間の行動に何か障害が生じたとき，その原因に脳損傷を想定する．そして，脳の部位と機能の関係を推定する方法である．今日，失語症といわれる言語コミュニケーション障害の原因を左下前頭回損傷とみなしたブローカ（Broca, P.）の研究は，その代表例である（第3章参照）．

　この研究法は，ある特定の損傷部位とある特定の心的過程が対応関係にあることを前提にしている．似たような障害（症状）を示す患者を集め，そこから部位の共通性を探る，あるいは損傷部位が同じ患者を複数集め，そこから障害の共通性を探ることが行われる．似たようなケースを複数集めることが必要であるが，そのことについて研究する側のコントロールは不可能であることや，損傷部位の明確化がむずかしいこと，代償作用による影響を排除しにくいなどの短所がある．

　また，脳損傷による機能低下は特定の部位の機能の反映とみなしてよいかに

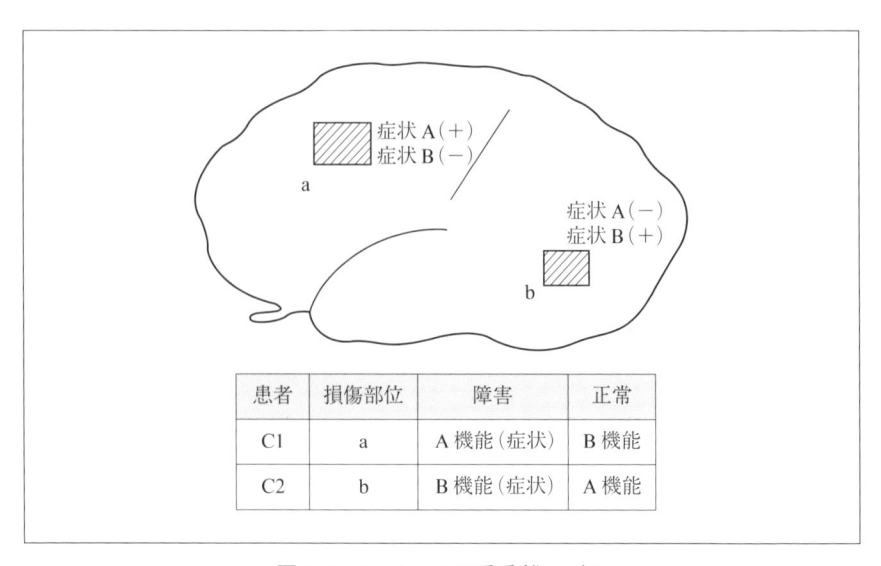

患者	損傷部位	障害	正常
C1	a	A機能（症状）	B機能
C2	b	B機能（症状）	A機能

図7-1　Teuberの二重乖離モデル

ついては疑問があり，二重乖離の原則（principle of double dissociation）を満たすかが問われる．これは，部位と機能との対応を確実に示すためのトイバー（Teuber, H.）による主張である．トイバーの図式を図7-1に示す．ある部位の損傷で症状（機能）が出ても（単乖離），それはその部位が機能を反映しているのか，損傷で一般的に機能が低下しただけなのかは明らかでない．

図7-1に示すように，C1の患者のデータだけでは，損傷aでAという機能が冒されやすいという結論しか出てこない．もし，C2のようなケースが確認されると，部位aはA機能を担当し，部位bはB機能を担当すると明白にいえることになる．

2．電気刺激法

1950年代にペンフィールド（Penfield, W.）は，脳腫瘍や血腫の患者の頭蓋骨を外し，大脳皮質表面を直接電気刺激する実験を行った．患者は覚醒した状態にあり，電気刺激によって身体の末梢器官で生じる運動や感覚について言語報告ができた．このような手法で作成された脳の機能地図は，図3-10（3章）に示すものである．このような電気刺激法により，脳の一次運動野と体性感覚野は身体部位とトポロジカルな対応関係をもつこと，感覚の鋭敏さは体性感覚野の面積と相関していること，下肢が頭頂，上肢が脳下部というような逆の位置関係にあることなどが明らかにされた．

3．画像診断法

1．ポジトロンCT（陽電子断層撮影：PET）

血液は栄養物を運び，不用物を運び去る役割をしているので，脳のいろいろな部位の活動は，その部位が必要とする血液量に反映されると考えることができる．1970年代に入って，人間の脳の働きを血流量から捉えようとする方法が試みられるようになった．ポジトロンCT（positron emission tomography：

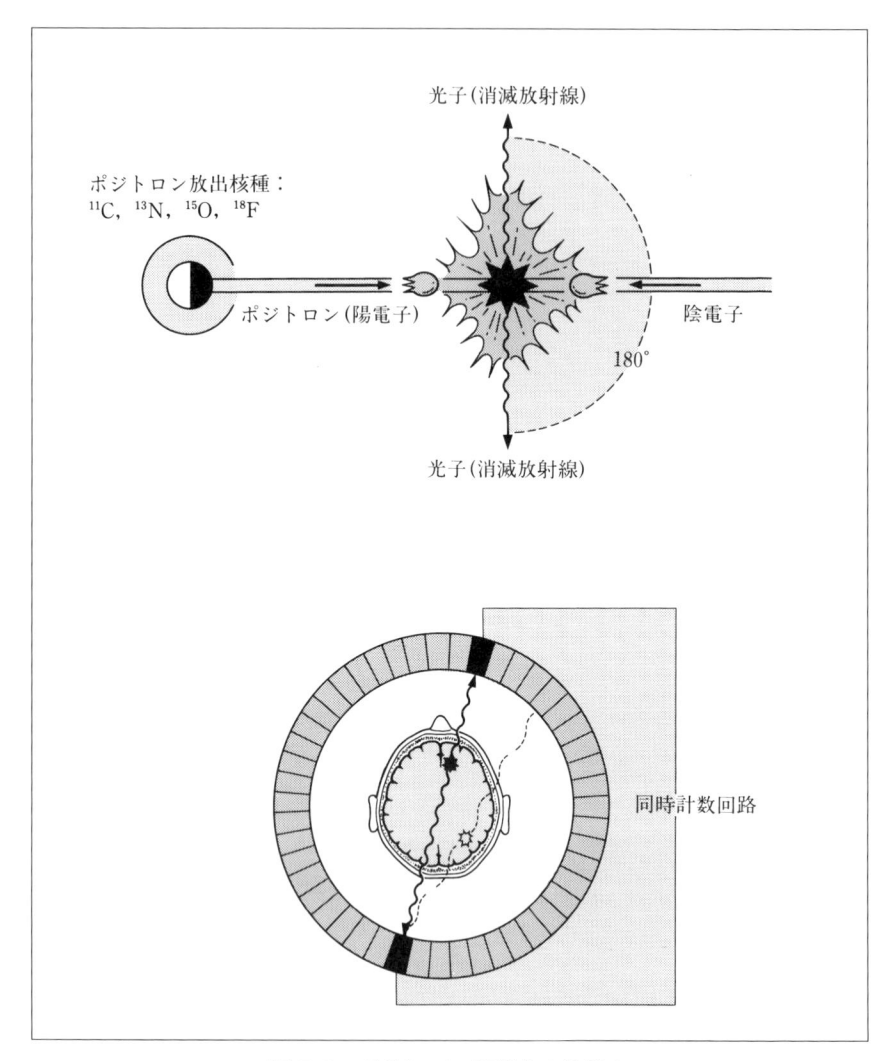

図7-2 ポジトロンCT測定の仕組み
ポジトロン放出核種からのポジトロンは近くの陰電子と結合し放射線を出す（上の図）．多数の放射線検出器を配置して検出する（長田，1988）

PET）は，局所脳組織の血流量，代謝量，生化学的情報を画像にして捉えるものである．陽電子（ポジトロン）で標識された化合物をトレーサーとして用いる．図7-2に示すように，陽電子は生体内で近くの陰電子と結合し，消滅放射

線〔ガンマ（γ）線〕を出す．このγ線を検出器で測定し，測定しようとする化合物の生体内の濃度を知る．よく働いている脳の部位ほど多くの栄養物を必要とし，不要物を排出しているというわけで，これを測定して脳のどの部位が機能しているかを調べようという方法である（長田，1988）．

現在までのところ，ポジトロンＣＴでは，①脳血流量（cerebral blood flow：CBF），②脳血液量（cerebral blood volume：CBV），③脳酸素消費量（cerebral metabolic rate of oxygen：$CMRO_2$），④脳ブドウ糖消費量（cerebral metabolic rate of glucose：CMRGlu）などが調べられている．これらの測定にはサイクロトロンを含めて大規模な装置が必要であり，測定に時間がかかる．

2．CTスキャン

今日，わが国の多くの病院に設置され，使用頻度の多くなっているのがＣＴスキャン（computer transaxial tomography）とよばれるものである．これは，コンピュータ断層撮影法の通称で，ハンスフィールド（Hounsfield, G. N.）が開発したものである．この方法は患者に苦痛を与えることなく，繰り返し脳を検査できる点に特徴がある（飯尾・吉川，1986）．

図7-3にその原理を示す．図のように，細いX線を脳の一方から送り反対側で受け取り，その吸収率をコンピュータに記憶させる．1°ずつ回転させながら吸収率を記憶させてコンピュータに整理させると，180°回転したところで写真のような脳の輪切りの図が得られる．静脈内に造影剤を注入せずに撮影する場合と，造影剤を使ってコントラストを強める方法がある．

CTスキャンでは，従来のX線検査法では不可能であった脳組織についても，コンピュータで情報を取り出すことができるので，腫瘍の位置，動脈の異常，外傷による脳損傷，萎縮などを調べることができる．また，CTスキャンは次に述べるMRIよりも測定時間が短くてすむので，非協力的な患者や重症者を診断するのに優れている（武田，1988）．

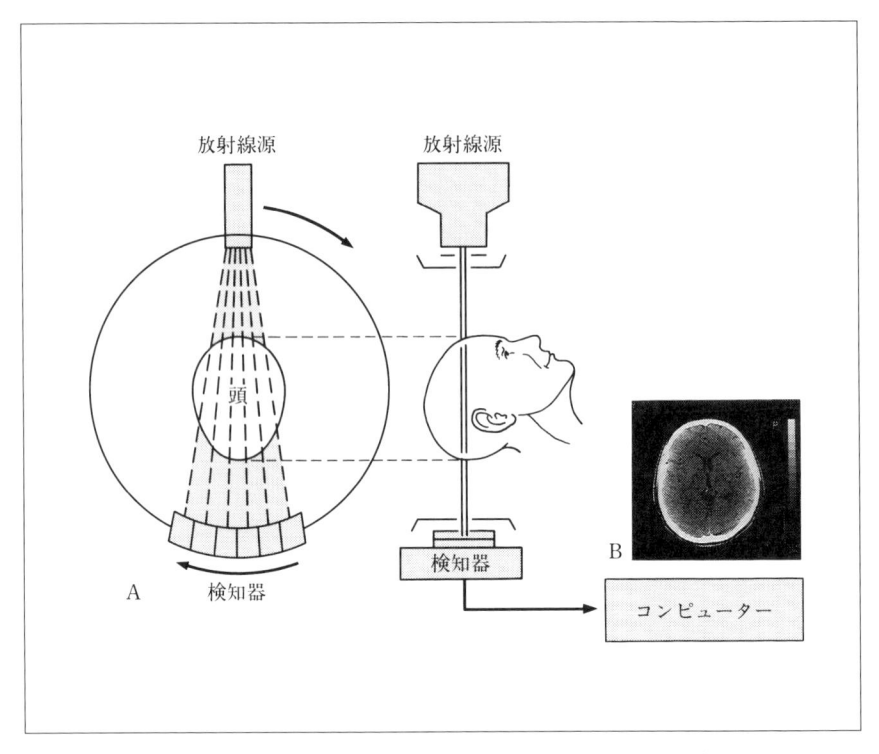

図7-3 CTスキャンの原理（Springer & Deutsch, 1982）

3．磁気共鳴映像法（MRI）

　MRIは磁気共鳴映像法（magnetic resonance imaging）のことで，1980年ころから用いられるようになり，近年目覚ましく発展し，普及しつつある脳の画像診断法である．図7-4はMRIによる脳の撮影結果である．

　この診断法は，ＣＴスキャンなどのようにＸ線を用いて診断するのとは原理的に異なり，主に水素の原子核である陽子を対象とした映像が用いられている．

　MRIは，静磁場のなかで原子核のスピンの向きが変化するのに伴って観察される核磁気共鳴現象による信号を画像にするもので，外部から共鳴電磁波を与えたり除いたりして生じる原子核のスピンが元の平衡状態に戻る過程を信号として捉えようとするものである．いくつかの撮影法が工夫され，水分の部分を

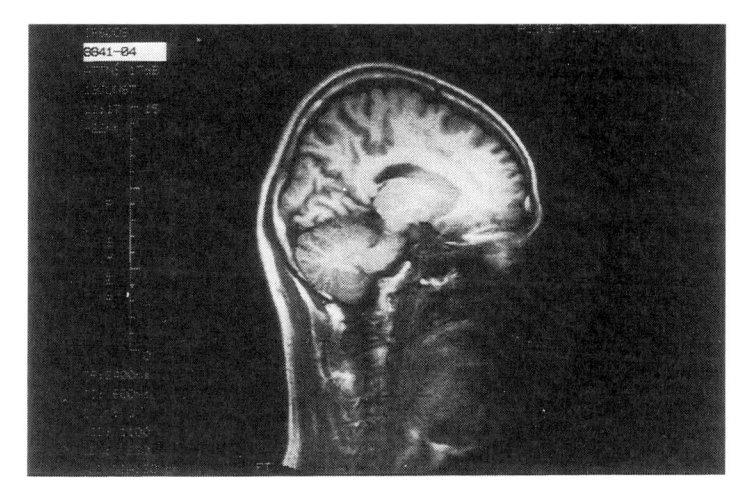

図 7-4　MRIの記録例（宮井, 1989）

白くして病変部の検出をめざしたり，水分の部分を黒くして解剖学的情報を得たりする．

MRIは，磁場のなかに人間を置くことによる人体への影響は不明であるものの，エネルギーの弱い電磁波を用いるため，その影響は少ないと考えられている．検査を受けるときに苦痛を生じることはない．また，CTスキャンに比べて，多様な任意の断層画像を得ることができ，立体的な情報を得ることができる点に長所がある．また，骨からの間違った情報を抽出することが少ないので，白質や脊髄の病気，硬膜下血腫や脳下垂体の疾患の診断などに優れている．

4．機能的核磁気共鳴画像（fMRI）

fMRI（functional magnetic resonance imaging）は脳血流量を測定するものであるが，PETのように放射性同位体を使用しないので，非侵襲的に脳活動に伴う血流や代謝の様子を測定できる．脳活動中の静脈および毛細血管における赤血球のヘモグロビン濃度を測定している．

ある条件下での脳活動と別の条件下での脳活動を繰り返し比べることによって，条件に特有の活動部位をみつけることが行われる．

図 7-5 は顔刺激への情動反応を行う課題での fMRI の画像である．皮質下の扁桃体の活動がうかがえる．

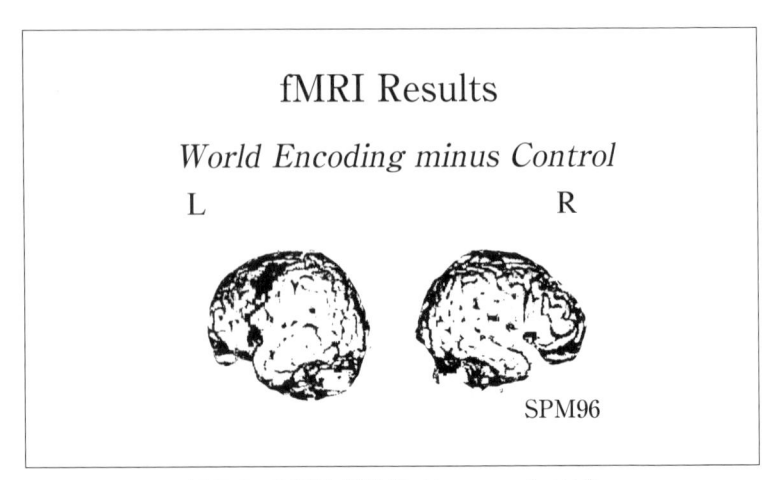

154　第7章　神経心理学の研究法

図 7-5　fMRIの記録例（Iidaka, et al., 2000）

5．光トポグラフィ（optical topography）

近赤外光を頭皮の外側から照射し，脳内で散乱・反射した光を脳の外側から検知する方法である．脳内の酸化ヘモグロビンの濃度変化を計測している．身体を拘束する必要もない点と非侵襲性が高いことが特徴である．

4．電気生理学的方法

脳とそれが生み出すものの関係を科学的に捉えようとするとき，あるいは脳の病理について検討しようとするとき，脳が示す刺激への反応を客観的にそして直接的に捉えたいとだれもが考えることであろう．20世紀に入ってからの電気工学の進歩はそのことを可能にした．その一つの方法に，脳が生じる電気的な活動を調べるものがある．脳が生じる電気活動と精神活動の関係について多くの研究が行われてきている．それらの研究法について簡単に紹介しておこう．

1．脳　波（EEG）

脳波（electroencephalograph）は，1929年にオーストリアの精神科医ベル

ガー (Barger, H.) が発見したものである．彼は，人間の頭皮上に電極を置いて電気的活動を取り出すことに成功し，この電気的活動は頭皮から記録されるが，頭皮の筋肉活動ではなく，脳自体から発生している脳波であることを立証した．

電気工学の進歩とあいまって，脳波は脳の活動の異常を発見する手段として臨床医の間に急速に普及した．てんかんや脳腫瘍によって特別な電気活動が生じることも知られるようになり，かつては人格との関係や知能との関係などについての研究にも用いられた．

脳波は通常，図7-6に示すように頭皮上のいろいろな部位に電極を置き記録される．脳波は頭蓋骨の下にあるかなり大きな範囲の大脳皮質の活動を反映することになるが，それでも，ある程度脳の活動を知ることができる．脳波は，2か所の電極の間の電気的な差異（電圧）を増幅し，記録紙に連続的に描かせるもので，多数の電極を付けて同時に記録する方法がとられている．

脳波は 20～100 マイクロV（μV）の電圧をもち，シータ（θ）波とよばれる 4

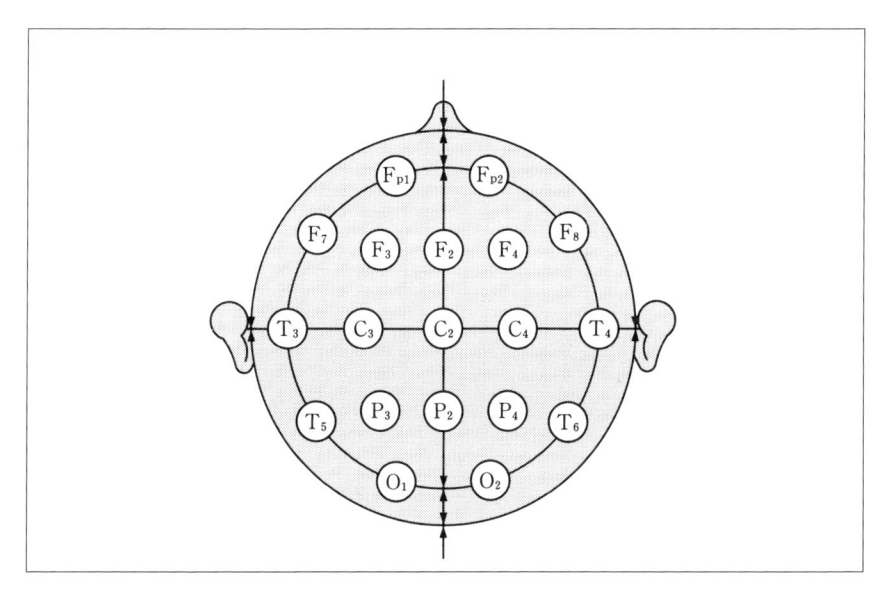

図7-6　脳波記録の際に付けられる電極の位置
図中の記号は部位を表す（国際規格 10/20 システム，Beaumont, 1988）

〜7 Hzの周波数の波，アルファ（α）波とよばれる 8〜13 Hzの波，ベータ（β）波とよばれる 14〜25 Hzの波，そして 20 Hz以上の周波数のガンマ（γ）波からなっている．安静睡眠時には α 波が記録され，開眼したりものを考えているときには α 波は消えて β 波が生じる．このことはアルファ・ブロッキング（α-blocking）ともいわれる．したがって，脳波は覚醒状態，それも心理的原因による覚醒状態の変化を知るうえで役に立つ．α 波が全体的に現れるのに対して，β 波は部位ごとに狭い範囲で現れる．このような α 波の脱周期すなわちブロッキングを一定の時間で測定計算すると，心理学的な活動と対応していることが多い．

θ 波は子どもに生じるが，大人でも瞑想時に現れる．3 Hz以下の波が睡眠中を除いて大人で現れることがあれば，中枢神経系に障害のあることを示唆している．

心理学では，いろいろな事態における α 波の活動について研究が行われてきた．最近ではコンピュータと接続してさまざまな複雑な分析が行われるようになり，トポグラフ表示をすることが多い（Marsh, 1978）．

脳波は言語を話さない乳幼児や失語症の人などにも利用できる利点はあるが，脳活動の全体的で連続的な記録であるので，個々の電気的活動がどの事象と対応しているのかという，対応づけができない点に問題がある．また脳波自体，課題が変わってもそれほど大きな変化を示すわけではない．

2．事象関連電位（ERP）

脳波がもつ短所を補うと考えられるのが事象関連電位（event related potential：ERP）または誘発電位（evoked potential：EP）である．前者は被験者が刺激に対する課題を行うときの反応を，後者は単に刺激に対する反応をさしている．

これは，コンピュータを利用することによって可能となった方法である．特定の刺激を脳に与えたときの反応としての脳波は，たくさんのノイズにうずもれている．この場合のノイズとは，同時に起こっている別な活動のことである．このノイズの発生はランダムに起こっていると仮定することができる．したが

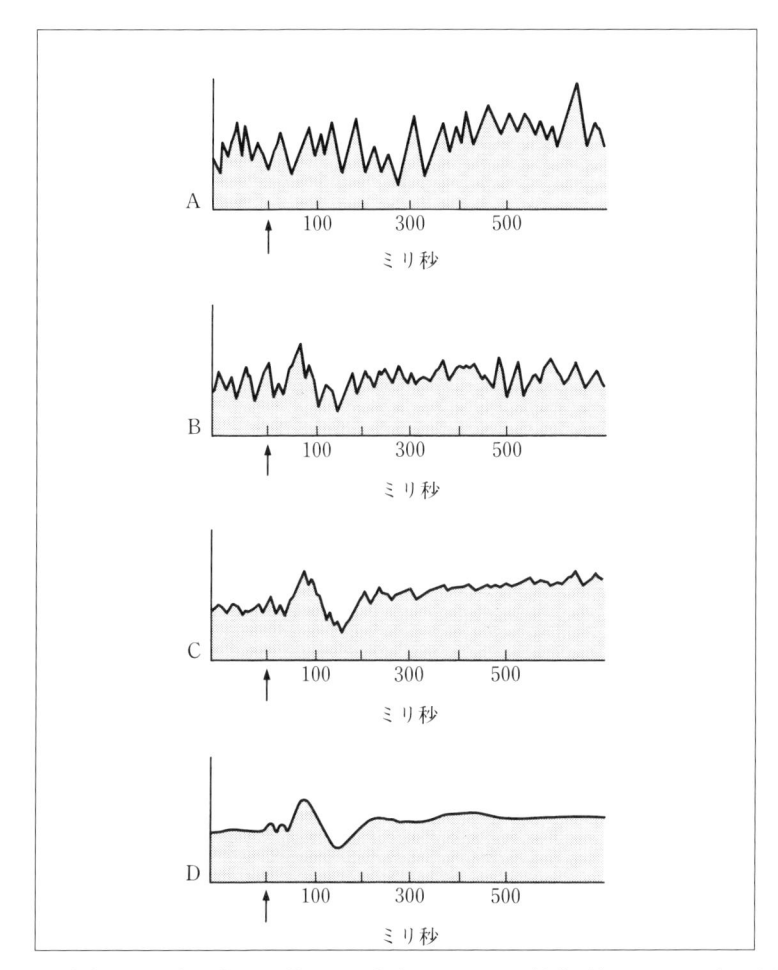

図 7-7　事象関連電位の算出の仕組み：矢印のところで刺激が与えられた時の脳波を加算していくと背景にあるノイズが消え，Dのような波形が現れる．Aは1回，Bは2回，Cは16回，Dは64回加算したもの（Springer & Deutsch, 1982）

って，もし，特定の刺激への反応を集め，加算平均すると最後に特定な刺激への反応としての波形が得られる．ノイズはランダムに生じているので，プラスとマイナスの電位が相殺されてしまうためである．この仕組みは図 7-7 に示すとおりである．

多数の反応の加算は刺激を与える約 1 秒前からコンピュータで行い，40〜

100反応以上加算することもある．このように，事象関連電位あるいは誘発電位は特定の刺激への脳の反応と考えることができる（Donchin, et al, 1977）．

　事象関連電位あるいは誘発電位は，視覚，聴覚，触覚刺激について記録できる．それぞれ特別な波形があり，波形の山とくぼみをコンポネント（component）とよぶ．コンポネントの振幅と頂点潜時を測定し，心理学的な過程との対応関係を検討する．一般に150 ms（ミリ秒）程度の潜時で現れるコンポネントは刺激の知覚や同定に関係し，300 ms以降に現れるコンポネントは刺激を認知的に扱う過程と対応することが知られている（Hatta, et al, 1984）．

3．脳磁図（MEG）

　脳磁図（magneto-encephalogram：MEG）は1990年代に入って開発されたもので，頭皮上に90〜120か所の電極を置き，脳の磁気活動を記録する方法である．これを用いると後シナプスニューロンの電位を測定できる．このような神経細胞の電流の流れは微弱な磁場を発生する．これを超伝導量子干渉装置を用いて検出する．脳細胞はたえず電気や磁気を発生しており，特に磁気は歪みが少ないために，磁気を利用するMEGは電気を利用するEEGよりも正確に脳の活動が測定できる．時間分解能は優れており，ミリ秒単位での脳活動を捉えることができる．

5．神経心理学的検査

　脳損傷の結果生じた機能障害の特性を，科学的な方法により正確に測定・評価することは，障害の重症度の把握や，リハビリテーション・プログラムの計画にきわめて大きな意味をもつ．すなわち，機能障害の測定・評価は，事故によって脳を損傷した場合の補償や福祉厚生事業における支援の査定にも大きな意味をもつことになる．

　心理学者はこれまでに，性格や知能をはじめとする高次脳機能を科学的な手続きで評価するためのさまざまな検査を開発してきた．これらの測定対象の多くは構成概念であり，それらを測定・評価するためには信頼性（reliability）

や妥当性（validity）の検討が必須条件となる．

　包括的人格検査であるミネソタ多面人格検査（MMPI），ウェクスラー成人用知能検査（WAIS-R），注意機能検査としてPASSAT検査に加え，言語機能を標準失語症検査（SLTA）や WAB（Western Aphasia Battery）日本版で，記憶機能をウェクスラー記憶能力検査（WMS-R）やリバーミード記憶検査（RBMT）でというように高次心的機能の個別要素に焦点を当てて測定しようとするものなど，多様多種な神経心理学的検査があり，目的に応じて使用されている．

　欧米では多数の検査をテストバッテリーとして同一人に実施し，総合的に高次脳機能を測定・評価しようとする傾向が強い．Halstead-Reitan神経心理学検査，Luria-Nebraska神経心理学検査，Luria-Cristensen 神経心理学検査などがその代表的なものであるが，それらは長い数時間に及ぶ実施時間が必要である．

　わが国では，長時間をかけて総合的に神経心理学的検査を行うことは実際には容易でなく，数分間でスクリーニングし，障害が疑われた場合にのみ総合的診断検査を実施する方式が現実的であろう．筆者は，スクリーニング検査にはD-CAT（digit cancellation test）や語彙流暢性検査（letter/word fluency test）などがスクリーニングテストの項目として実用性をもつと考えている（八田ら，2001）．

6．脳機能検査法の効用と限界

　読者のなかには，上記に紹介した検査法だけで脳の働きは十分解明できるのではないかと考える人がおられるかもしれない．事実，fMRIやPETによる画像などを見ると，脳の働きはこれらの方法ですべて明らかにできるのではないか，というような気持ちになる．

　しかしながら，それほど簡単ではなく，個々の検査には長所もあるが短所もある．つまり，本章で述べてきた脳損傷による研究法，画像診断法，電気生理学的な方法，神経心理学的検査のどれをとっても効用と限界はあり，個々の検

査だけでは「脳とそれが生み出すもの」の関係を解明するには十分ではないといわざるをえないのが現状である．

たとえば，fMRIやPETなどの検査でも，脳のある部位の血液量が増加する，代謝量が増加するといっても，活動が抑制性のものか促進性のものかの判別が不明であるし，瞬時に生起する心的機能に比べてその時間的解像能力は劣っており，限界がある．それらが，われわれの知りたがっている脳の機能のどれを反映しているのかは明確ではなく，さらには情報処理についての脳の方略や符号化を表すものなのかどうかも定かではない．

また，現在の多くの研究で採用されているのは，検討しようとする実験条件と統制条件における脳の活動との差異を表示する方法である．この方法では実験条件（たとえば，情動音を聞く）と統制条件（白色雑音を聞く）間で活動する脳部位のどこが異なるかはわかるが，差異が判明した部位だけが課題遂行に関与しているわけではない．つまり，課題遂行中（情動音処理）の脳活動自体を取り出せているわけではない（Lieberman, 2000）．

画像診断法や電気生理学的方法は，私たちに脳のどの部位がどんなときに機

表7-1　画像診断法および電気生理学的研究法の種類と特徴

測定法	目的	特徴	時間分解能	空間分解能
EEG	脳の電気的活動の測定	細胞外電流の電位分布	○	×
MEG	脳の磁気活動の測定	細胞内電流による磁場測定	○	○
CT	脳内組織の形態の測定	X線透過率の部位差を画像化	×	○
MRI	脳内組織の形態の測定	パルス磁場を加え，水素などの核磁気共鳴を計測．画像化	×	○
fMRI	脳内組織の機能の測定	パルス磁場を加え，酸素などの核磁気共鳴を計測．血流量，代謝量を画像化	×	○
PET	脳内組織の機能の測定	脳細胞で代謝される物質を同位元素で標識して計測．血流量，代謝量を画像化	×	○
SPECT	脳内組織の機能の測定	金属元素の放射性同位元素で標識し計測．血流量を画像化	×	○

能するのかという情報について，少しずつ正確なものをもたらすようになってきてはいるが，脳がどのように機能するかについての情報はまだ不十分である．

しかしながら，最近30年の間にわれわれが，生きている人間の脳の働きの解明に急速に近づきつつあることはいうまでもない．特に，従来は脳の表面からの検討，あるいは大脳皮質の機能の検討に限られていた研究が，脳画像診断法の飛躍的な進歩によって，皮質下の機能を含めて検討できるようになったことは画期的な出来事と言わねばならない．

神経心理学がめざすところの「脳とそれが生み出すもの」との関係の解明は，大脳皮質と皮質下，小脳さらには末梢身体器官を含む一つのシステムとして機能する姿を捉えることでなければならない．これらの試みは医学的臨床検査法と心理学的検査法との相互作用のなかで可能であると言えよう．

表7-1は電気生理学的方法と画像診断法の特徴をまとめたものである．なお，時間分解能とは，事象と脳機能との時間的対応関係の正確さのことであり，空間分解能とは部位との対応関係の正確さのことである．

引用文献

1) Barlow, H. B., Blakmore, C. and Pettogrew, J. D. (1967)：The neural mechanism of binocular depth discrimination. *Journal of Physiology*, **19**：327-342.
2) Beaumont, J. G. (1988)：*Understanding Neuropsychology*. Oxford, Blackwell.
3) Beaumont, G. (1988)：*Introducing Neuropsychology*. Oxford, Blackwell.
4) Bechara, A., and Damasio, H. (2002)：Decision-making and addiction (part 1)：Impaired activation of somatic states in substance dependent individuals when pondering decisions with negative future consequences. *Neuropsychologia*, 40, 1675-1689.
5) Bradshaw, J. L. and Nettleton, N. C. (1983)：*Human cerebral asymmetry*. Englewood cliffs：Prentice-Hall.
6) Broadbent, D. E. (1952)：Listening to one of two synchronous messages. *Journal of experimental Psychology*, **44**：51-55.
7) Cannon, W. B. (1927)：The James-Lange theory of emotions：A critical examination and alternative theory. *American Journal of Psychology*, **39**：106-124.
8) Clemente, C. D. and Chase, M. H. (1973)：Neurological substrates of aggressive behavior. *Annual Review of Physiology*, **35**：329-356.
9) Cohen, G. (1977)：*The psychology of cognition*. London：Academic Press.
10) Cook, N. (1988)：Brain Code（久保田競ほか訳：ブレインコード）．紀伊国屋書店．
11) Corballis, M. C. and Beale, I. L. (1970)：Bilateral asymmetry and behavior. *Psychological Review*, **77**：451-464.
12) Damasio, A. R. (1994)：*Descartes' error：emotion reason and the human brain*. New York：Grosset/Putnam.

13) Delgado, J. M. R., Roberts, W. W. and Milner, N. E. (1954): Learning motivated by electrical stimulation of the brain. *American Journal of Physiology*, **179**: 587-589.
14) Devalois, R. L., Abramov, I. and Jacobs, G. H. (1966): Analysis of response patterns in LGN cells. *Journal of Optical Society of America*, **56**: 966-967.
15) Dimond, S. J. (1978): *Introducing Neuropsychology*. Illinois: C. C. Thomas (八田武志ほか訳：入門神経心理学．ユニオンプレス，1982)
16) Dimond, S. J. (1980): *Neuropsychology*. London, Butterworth.
17) Dodwell, P. C. (1975): Pattern and object perception. In E. C. Carrterette and M. P. Friedman (Eds.) *Handbook of Perception* (V) New York, Academic Press.
18) Donchin, E., Kutas, M. and McCarthy, G. (1977): Electrocortical indices of hemispheric utilization. In S. Harnad, R. W. Dotty, L. Goldstein, J. Jaynes, and G. Krauthamer (Eds.) *Lateralization in the nervous system*. New York: Academic Press.
19) Endo, M., Shimizu, A. and Nakamura, I. (1981): The influence of Hangul learning upon laterality differences in Hangul word recognition by native Japanese subjects. *Brain and Language*, **14**: 114-119)
20) 深田芳郎 (1981)：ニューロンの働き．平野俊二（編），現代基礎心理学，東大出版会．
21) Gazzaniga, M. S. (1970): *The bisected brain*. New York: Appleton Century-Crofts.
22) Gazzaniga, M. S. and LeDoux, J. E. (1978): *The integrated brain*. New York: Plenum Press.
23) German, D. C. and Bowden, D. M. (1974): Catecholeamine systems as the neuronal substrate for intracranial self-stimulation: A hypothesis. *Brain Research*, **73**: 381-419.
24) Geschwind, N. (1972): Language and the brain. *Scientific American*,

226：340-348.
25) Geshwind, N. and Levitsky, W. (1968)：Human brain：left-right asymmeteires in temporal speech region. *Science*, **161**：186-187.
26) Gray, J. A. (1971)：The psychology of fear and stress. London： G. Weidenfeld and K. Nicolson. (斉賀久敬ほか訳：恐怖とストレス. 平凡社, 1973)
27) Greenfield, S. (Ed.) *Brain Power*. (1999). Shaftesbury：Element.
28) Grossman, S. (1979)：The biology of motivation. *Annual Review of Psychology*, **30**：209-242.
29) 八田武志 (1980)：神経心理. 小野章夫 (編), 現代心理学の諸相, 第4章, 誠信書房.
30) 八田武志 (1982)：大脳半球機能差に関する研究, 風間書房.
31) Hatta, T. (1988)：Reliability of laterality effects in dichotic listening. *Psychologia*, **31**, 84-90.
32) 八田武志 (1990)：論理性と客観性が不可欠 (右脳・左脳と日本人). 科学朝日, 44-45, 朝日新聞社
33) Hatta, T. and Ejiri, A. (1989)：Learning effects of piano on tactile recognition of sequential stimuli. *Neuropsychologia*, **27**：1345-1356.
34) Hatta, T. and Moriya, K. (1988)：Developmental changes of hemisphere collaboration for tactile sequential information. *International Journal of Behavioral Development*, **11**：451-465.
35) Hatta, T. and Ikeda, K. (1988)：Hemisphere specialization of abacus experts in mental calculation. *Neuropsychologia*, **26**：877-893.
36) Hatta, T. and Hirose, T. (1989)：Reading disabilities in Japan： Implications from the study of hemisphere functioning. In D. Olson and I. Taylor (Eds.) *Scripts and Reading*. New York：Kluwer Academic Press.
37) Hatta, T., Honjoh, Y. and Mito, H. (1984)：Event-related potentials and reaction times as measures of hemispheric differences for physical and

semantic Kanji processing. *Cortex*, **19**：917-928.
38）八田武志（1986）：伸びる・育つ子どもの脳．労働経済社．
39）八田武志（1996）：左利きの神経心理学．医歯薬出版．
40）八田武志・伊藤保弘・吉崎一人（2001）：D-CAT（注意機能スクリーニング検査）使用手引き．ユニオンプレス．
41）Hirose, T. and Hatta, T.（1988）：Reading disabilities in modern Japanese children. *Journal of Research in Reading*, **11**：152-160.
42）本田哲三（2002）：東京都実態調査の結果から．失語症研究，**22**：200-205.
43）Horne, J. A.（1978）：A review of the biological effects of total sleep deprivation in man. *Biological Psychology*, **7**：55-102.
44）Horne, J. A. and Osterberg, O.（1977）：Individual differences in human circadian rhythms. *Biological Psychology*, **5**：179-190.
45）Hubel, D. H. and Wiesel, T. N.（1962）：Receptive fields, binocular interaction and functional architecture in the cats's visual cortex. *Journal of Physiology*, **160**：106-154.
46）飯尾正宏・吉川宏起（1986）：脳・脊髄ＭＲＩ診断テキスト．文光堂．
47）池田和夫・八田武志（1986）：二重課題法からみた大脳半球機能差の発達．大阪教育大学紀要，**35**：19-32.
48）池上千寿子ほか（1986）：特集　女と男．科学朝日，12月号，朝日新聞社．
49）伊藤真次（1985）：ホルモンを探る．星和書店．
50）伊藤真次・小林英司・熊谷朗（1981）：ホルモン．共立出版．
51）岩村吉晃（2000）：体性感覚中枢．甘利俊一・外山敬介（編），脳科学大事典，p.158-161.
52）岩波書店事典編集部（1985）：岩波科学の事典．岩波書店．
53）岩田　誠（1987）：脳とコミュニケーション．朝倉書店．
54）梶村尚史（2002）：夢見は脳のどこで起きるのか．生理心理学と精神生理学，**20**：75-76.
55）Kertesz, A., Lesk, D. and McCabe, P.（1977）：Isotope localization of infarcts in aphasia. *Archieves of Neurology*, **34**：590-601.

56) Kimura, D. (1961): Cerebral dominance and the perception of verbal stimuli. *Canadian Journal of Psychology*, **15**: 166-171.
57) Kolb, B. and Whishaw, I. Q. (1980): *Fundamentals of human neuropsychology*. San Francisco: Freeman.
58) 小柳恭治 (1978): 触覚の世界. 光生館.
59) 久保田競 (1990): 「日本人の脳は特異」への疑問-角田氏の反論を読んで (右脳・左脳と日本人). 科学朝日, p.36-40. 朝日新聞社.
60) Levenson, R. W., Ekman, P. and Friesen, W. V. (1990): Voluntary facial action generates emotion-specific autonomic nervous system activity. *Psychophysiology*, **27**: 363-384.
61) Levy, J., Travarthen, C. and Sperry, R. W. (1972): Perception of bilateral chimeric figures following hemispheric disconnection. *Brain*, **95**: 61-78.
62) Lhermitte, F. (1986): Human autonomy and the frontal lobes. Part II: Patient behavior in complex and social situations: the "environmental dependency syndrome". *Annals of Neurology*, **19**: 335-343.
63) Lieberman, P. (2000): *Human language and our reptilian brain*. Harverd Univ. Press.
64) Luria, A. R. (1973): *Working Brain*. Harmondsworth: Penguin.
65) Lykken, D. T. (1983): Polygraphic interrogation: the applied psychophysiologist. In A. Gale and J. A. Edwards (Eds.) *Physiological correlates of human behavior*. London: Academic Press.
66) Makita, K. (1968): The rarity of reading disability in Japanese children. *American Journal of Orthopsychiatry*, **38**: 599-614.
67) Marsh, G. R. (1978): Asymmetry of electrophysiological phenomena and its relation to behavior in humans. In M. Kinsbourne (Ed.) *Asymmetrical function of the brain*. Cambridge: Cambridge Univ. Press.
68) 丸山工作 (2002): 新分子生物学入門. 講談社.

69) Myers, A. (Ed.) (1983)：*Sleep mechanisms and functions in humans and animals*. New York：Van Nostrand Reinhold.
70) McNeil, J. E. and Warrington, E. K. (1993)：Prosopagnosia： A face specific disorder. *Quarterly Journal of Experimental Psychology*, **46**：1-10.
71) 長田　乾（1988）：ポジトロンＣＴで脳の何がわかるか．現代のエスプリ，**258**，193-204.
72) Olds, J. and Milner, P. (1954)：Positive reinforcement produced by electrical stimulation of septal area and other regions of rat brain. *Journal of Comparative and Physiological Psychology*, **47**, 419-427.
73) Pincus, J. H. and Tucker, G. J. (1978)：*Behavioral Neurology*. Oxford：Oxford Univ. Press.
74) Prigatano, G. P., Fordyce, D. J., Zeiner, H. K., Roneche, J. R., Pepping, M. and Wood, B. (1986)：*Neuropsychological rehabilitation after brain injury*. Baltimore, Johns Hopkins Univ. Press.（八田武志ほか訳：脳損傷のリハビリテーション．医歯薬出版，1988）
75) Ramnani, N. and Miall, C. (2001)：Expanding cerebellar horizons： *Trends in Cognitive. Sciences*, **5**：135-136.
76) Rushton, D. N. and Brindley, G. S. (1977)：Short- and long-term stability of cortical electrical phosphenes. In F. C. Rose (Ed.) *Physiological aspects of clinical neurology*.　Oxford：Blackwell.
77) 坂部弘之（1984）：ストレス．日本労働総合研究所．
78) Salamy, A. (1978)：A commissural transmission：Maturational changes in human. *Science*, **200**：1409-1411.
79) Schachter, S. (1975)：Cognition and peripheralist-centralist controversies in motivation and emotion. In M. S. Gazzaniga and C. Blakemore (Eds.) *Handbook of psychobiology*. New York：Academic Press.
80) Silverberg, R., Bentin, S., Gaziel, T., Obler, L. K. and Albert, M. L. (1979)：Shift of visual filed preference for English words in native

Hebrew speakers. *Brain and Language*, **8**：184-190.
81) Singleton, C. H.（1978）：Sex differences. In　B. M. Foss　（Eds.）*Psychology Survey 1*. London：George Allen and Unwin.
82) Stirling, J.（2000）：*Cortical functions*. London：Routledge.
83) 武田克彦（1988）：ＣＴスキャンで何がわかるか．現代のエスプリ，**258**：175-184.
84) 梅本　守（1981）：動機づけと強化．現代基礎心理学（12），平野俊二（編），東大出版会．
85) von Bekesy, G.（1967）：*Sensory inhibition*. Princeton：Princeton Univ. Press.
86) Wada, J.（1949）：A new method for the determination of the side of cerebral speech dominance. *Medical Biology*, **14**：221-222.
87) Wada, J., Clarke, R. and Hamm, A.（1975）：Cerebral hemispheric asymmetry in　humans：cortical speech zones in 100 adult and 100 infant brains. *Archieves of Neurology*, **32**：239-246.
88) Walsh, K. W.（1978）：*Neuropsychology*. Edinburgh：Churchill-Livingstone.
89) Wilson, J.（1990）：The meaning of dreams. *Scientific American*, 11, **263**, 68～75.
90) Witelson, S. F.（1976）：Sex and the single hemisphere. *Science*, **193**：425-427.
91) 山鳥　重（1985）：神経心理学入門．医学書院．
92) 山崎　正・三橋美典・山田冨美雄（1988）：ヨーガ瞑想のＥＥＧ特性．催眠学研究，**32**：4-13.
93) 吉崎一人（2002）：学習経験と大脳半球機能差に関する研究．風間書房．
94) Yoshizaki, K. and Hatta, T.（1987）：Shift of visual field advantage by learning experience of foreign words. *Neuropsychologia*, **25**：589-592.

図題一覧

第1章　中枢神経系の基礎知識

図1-1　脳と系統発生．脊椎動物の脳（時実，1966）．
図1-2　ヒトの脳を横から見たもの（Beaumont，1988）．
図1-3　ヒトの脳を横および上から見たもの（Kolb & Whishaw，1980）．
図1-4　ヒトの脳の横断面（Beaumont，1988）．
図1-5　中枢神経系の部位を表すために用いられる用語（Beaumont，1988）．
図1-6　ヒトの脳の内部を横から見たもの（Kolb & Whishaw，1980）．
図1-7　脳の内部を連絡する神経線維（Kolb & Whishaw，1980）．
図1-8　身体皮膚肢節と脊髄の横断面（Kolb & Whishaw，1980）．
図1-9　神経細胞内の遺伝子基本的構造（Greenfield，1999）．
図1-10　神経細胞（ニューロン）の基本構造（Greenfield，1999）．
図1-11　大脳皮質内の構造．神経細胞（ニューロン）とグリア細胞（Greenfield，1999）．
図1-12　いろいろな形の神経細胞（ニューロン）（Kolb & Whishaw，1980）．
図1-13　典型的な活動電位と細胞膜での電気的変化．
図1-14　シナプスの模式図（Beaumont，1988）．
図1-15　左側から見た脳の部位区分（Beaumont，1988）．
図1-16　ヒトの運動コントロールと大脳皮質（Stirling，2000）．
図1-17　主な内分泌腺の位置（Taylor, et. al., 1982）．
図1-18　高血圧をもたらす神経系と内分泌系のメカニズム（Beaumont，1988）．

第2章　大脳皮質

図2-1　ガルの骨相図（Kolb & Whishaw，1980）．
図2-2　部位からみた脳の区分（Stirling，2000）．
図2-3　大脳皮質の機能水準による区分（Beaumont，1988）．
図2-4　脳機能との関係（Kolb & Whishaw，1980）．
図2-5　Brodmannの脳地図（Kolb & Whishaw，1980）．

第 3 章　脳損傷と行動

図 3-1　視覚失認症者のアルファベットおよび図形の模写例（Benson & Greenberg, 1969）.
図 3-2　視覚情報が処理される 2 つのルート（Mishkin, Ungerleider & Macko, 1983）.
図 3-3　言語機能に関係する脳部位（Beaumont, 1988）.
図 3-4　リヒトハイム（1885）の失語図式.
図 3-5　脳画像研究が示す言語命名時の血流量の変化（Damasio, et al., 1996）.
図 3-6　右半球後頭葉を損傷した 3 人の患者（1, 2, 3）が Rey-Osterrieth の複雑図形を模写した結果（Lezak, 1983）.
図 3-7　左半側空間無視患者の描画例（山鳥, 1985）と線分 2 等分課題での結果（Heilman, et al., 1985）.
図 3-8　読み処理プロセスのモデル.
図 3-9　読み書きの神経機構についての新しい仮説（岩田, 1986）.
図 3-10　ペンフィールドの電気刺激法による脳の機能地図.（八田, 1984）.

第 4 章　ラテラリティ

図 4-1　人間の脳の解剖学的非対称性（Geshwind, 1972；図の出典は Kolb & Whishaw, 1990）.
図 4-2　Z レンズ法の仕組み（Springer & Deutsch, 1981）.
図 4-3　キメラ刺激による離断脳患者での左右脳の機能差（Levy, et al, 1972；図の出典は八田, 1984）.
図 4-4　離断脳患者でのマッチングテスト（Levy & Trevarthen, 1976；図の出典は八田, 1984）.
図 4-5　視覚経路と瞬間提示法.
図 4-6　両耳分離聴テストの仕組み（八田, 1984）.
図 4-7　両耳分離聴テストの裏づけモデル（Springer & Deutsch, 1982）.
図 4-8　触認知検査に使用される両手同時刺激提示装置（Springer & Deutsch, 1982）.
図 4-9　半球間マッチングと半球内マッチング（Springer & Deutsch, 1981）.
図 4-10　左右半球の共同加算課題と片側半球での加算課題での成績を表記別にみた

もの（Hatta & Tsuji, 1993）．
図 4-11　失語症の出現率からみた男女差（Witelson, 1976．図の出典は八田，1985）．

第 5 章　皮質下

図 5-1　情緒への自律神経の反応についての2つの考え方（Beaumont, 1988）．
図 5-2　情動処理に大きな役割を果たしていると考えられる辺縁系の構造（Greenfield, 1999）．
図 5-3　情動の処理に扁桃体が重要な役割を果たすとする情動受容処理モデル．
図 5-4　ポリグラフの例（Beaumont, 1988）．
図 5-5　体温（口腔内で測定）の日内変化（Horne & Osterberg, 1977, 図の出典はBeaumont, 1988）．
図 5-6　脳波でとらえた睡眠の4段階（Hilgard, et al., 1971, 図の出典はBeaumont, 1988）．
図 5-7　睡眠段階の夜間内変化の3つの代表例（Dement & Kleitman, 1957）．
図 5-8　自己刺激を行う部位とカテコールアミン経路（梅本，1981）．
図 5-9　摂食行動をコントロールするメカニズム（Beaumont, 1988）．
図 5-10　身体部位へのホルモンの分泌（Stirling, 2000）．

第 6 章　視覚と聴覚と体性感覚

図 6-1　ヒトの眼の構造（岩波科学の事典，1988）．
図 6-2　ヒトの網膜の構造（Beaumont, 1988）．
図 6-3　盲点があることを示す実験（岩波科学の事典，1988）．
図 6-4　眼から大脳皮膚にいたる視覚経路（Beaumont, 1979）．
図 6-5　視覚系の連絡経路（Kolb & Whishaw, 1980）．
図 6-6　側抑制を示すヘルマンの格子図（Beaumont, 1988）．
図 6-7　人間の脳の視覚領野．
図 6-8　錘体細胞の光への反応特性（Marks, et al., 1964）．
図 6-9　奥行きを生じるきめの勾配の例（Taylor, et al., 1982）．
図 6-10　ヒトの耳の構造（岩波「科学の事典」，1988）．
図 6-11　ヒトの耳のうずまき細管の構造および感覚細胞とその周辺（岩波「科学の事典」，1988）．
図 6-12　聴覚の主要経路（Kolb & Whishaw, 1980）．

図 6-13　触感覚受容器の構造（小柳，1978）．
図 6-14　触覚神経系路の模式図（Gazzaniga & LeDoux，1978）．

第 7 章　神経心理学の研究法

図 7-1　Teuber の二重乖離モデル．
図 7-2　ポジトロンCT測定の仕組み（長田，1988）．
図 7-3　CTスキャンの原理（Springer & Deutsch, 1982）．
図 7-4　MRIの記録例（宮井，1989）．
図 7-5　fMRIの記録例（Iidaka, et al., 2000）．
図 7-6　脳波記録の際に付けられる電極の位置（国際規格10/20システム（Beaumont, 1988）．
図 7-7　事象関連電位の算出の仕組み（Springer & Deutsch，1982）．

和文索引

あ

アマクリン細胞	126
アルファ（a）波	105
——の増加	114
アルファ・ブロッキング	156
アンドロゲン	43
あぶみ骨	138

い

イドプシン	126
閾値	30
意識	21
痛み	145
一次運動野	74
一次領野	51
遺伝子	12, 24
——配列	25
意味的錯語	63
色	133
岩田誠	49
飲水中枢	117
韻律	37, 61

う

ウィーゼル	132
——ヒューベルトと	
ウィッテルソン	91
ウェクスラー	
——記憶能力検査	159
——成人用知能検査	159
ウェーバー・フェヒナーの法則	145
ウェルニッケ	3
——失語	63
——領野	60
ヴント	2
運動	132
——コントロール	37, 73
——視差	136
——失調	76
——障害	76
——神経	11
運動性失語	62
運動野，補足	38

え

エストロゲン	44

お

横断面	17
奥行き	135
音の大きさ	140
音の高低	140
音圧	141
音韻的錯語	63
温覚	145
音源の定位	140, 141
音声言語機能	61
温度受容器	145

か

ガザニガ	92
ガル	48
かすみ	135
回	14
外耳	138
外耳道	138
外傷受容器	145
外側	17
外側膝状体	127
外側（シルヴィウス）溝	50
概日リズム	108
灰白質	14
海馬	21, 102
——交連	20
化学物質	12, 24
核	26
角回	60, 65
学習経験	94

覚醒
　——と睡眠　107
　——のメカニズム　108
覚醒状態の調整　109
下行性感覚路　20
重なり　136
画像診断法　149
可塑性　32
片マヒ　76
可聴範囲　140
活動電位　29
過分極　29
幹　20
眼窩　125
感覚失語　63
感覚受容器　11
感覚神経　11
感情的攻撃　106
冠側面　17
桿体　125
観念運動失行　68
観念失行　68

き

キムラ　86
キメラ刺激　80
キャノン　100
キャノン・バード説　101
きぬた骨　138
きめの勾配　135
記憶痕跡　32
基底核　18, 20
機能解離　57
機能システム　12, 37
機能代償　57
機能単位　32
機能的核磁気共鳴画像　153
機能の局在　48
気分　100
逆説睡眠　111
弓状束　60
強度や輝度（明るさ）の知覚　132
局在説　49

筋肉緊張　104

く

グリア細胞　26
クリック　25

け

ゲシュヴィンド　82
ゲノム　24
系統発生，脳と　13
血圧　104
血流量　104
言語下位システム　66
言語システム　62
健常成人のラテラリティ　93

こ

コーエン　86
語彙流暢性検査　159
溝　14
効果器　11
交感神経　45
交連線維　20
攻撃性　106
高次脳機能障害の症状　56
高複雑細胞　132
構成失行　68
後根　23
後天性読書障害　72
後頭葉　37, 50
後方　17
行動療法　106
興奮性　31
呼吸数　104
黒質　20
骨相学　48
古典的失語症関連領域　60
鼓膜　138

さ

サーカディアンリズム　108
3色過程　134
再生　57

再分極	29
細胞	12
細胞体	26
催眠	113
錯語	63, 65
錯視	130
錯文法	65
左右脳	
——機能の相互作用	95
——の解剖学的非対称	81
三次領野	52

し

ジェームズ・ランゲ説	100
シータ（θ）波	114
シナプス	12, 25, 26, 28
ジャクソン	49
シルヴィウス溝	50
シルバーバーグ	94
視角	86
視覚機能の研究法	83
視覚系の構造	124
視覚失認	58
視覚野	132
視覚領野	127
視感覚の処理	129
視交叉	127
視細胞（受容器）	125
磁気共鳴映像法	152
色相	135
軸索	26
死後解剖	147
自己刺激	116
——のシステム	117
視床	18, 127
視床下部	18, 20, 102
——動因説	116
視床前核	102
視神経	126
視野差	83
——と脳機能	83
事象関連電位	156
矢状面	17

肢節運動失行	68
膝	20
実験神経心理学	6
失行	76
——，観念	68
——，観念運動	68
——，構成	68
——，肢節運動	68
失語	
——，ウェルニッケ	63
——，ブローカ	62
——，運動性	62
——，感覚	63
——，受容型	63
——，全	65
——，超皮質運動性	65
——，超皮質性	65
——，伝導	64
——，表出性	62
——，名辞	65
失行症	67
失語症	60
失書症	71
失読症	71
失認	57
——，視覚	59
——，触覚	59
——，相貌	59
——，聴覚	59
——，統覚型	59
——，連合型	59
失名詞	65
自動性	39
忍び寄り攻撃	106
周辺視	126
樹状突起	26
腫瘍	56
受容型失語	63
瞬間提示法	83
——の問題点	85
順応	129
使用行為	70
上行性感覚路	20

上行性網様体賦活系	21, 108
情緒	100
情動	100
——の受容理解	102
——の表出	104
——反応	104
情動回路	102
——，パペッツの	102
小脳	22
触覚	142
——検査のメカニズム	92
——失認	36, 58
——受容器	142
——神経系路	144
触角機能の研究法	91
徐波睡眠	111
処理水準と機能差	94
処理方略と機能差	94
自律神経系	11, 45
神経インパルス	28
神経回路	12, 32
神経核	14
神経学的障害	56
神経系	11
——の構造	12
神経細胞	25, 26
神経心理学	2
——，実験	6
——の誕生	2
——，比較	7
——，臨床	4
神経心理学的検査	158
神経節細胞	126
神経伝達	28
——物質	31, 32, 33, 34, 35
神経伝導路	23
神経ネットワーク	12
心身症	43
心拍数	104
振戦	20
信頼性	158

す

スキナー箱	20
スチーブンスのベキ関数の法則	145
ストレス	40
スペリー	77
随意運動	73
錐体	125
錐体外路運動系	75
水平細胞	126
水平面	17
睡眠	107, 110

せ

性行動	119
性差	98
性ホルモン	43
——の役割	44
静止網膜像	129
精神物理学	145
精神分裂病	35
青斑	108
生理心理学	105
脊髄	22
脊髄神経	22
切載	147
切除	147
摂食（飲食）行動の開始と終止	116
摂食行動	117
摂食中枢	117
全か無か	31
全失語	65
前交連	20
前根	23
前頭前野	38, 75
前頭葉	36, 50
前頭葉腹内側部の損傷	117
前方	17
染色体	24

そ

ソマティックマーカー理論	117
相互作用論	49

相対的局在説	49	超皮質感覚性失語	65
相貌失認	58	超皮質性失語	65
側性化・偏側性	77	直感的身体内感覚反応理論	117
側頭平面	82		
側頭葉	37, 50	**つ**	
側脳室	18	対マヒ	76
側抑性	130	つち骨	138

た

タイプA	43	**て**	
タイプB	43	デオキシリボ核酸	25
ダイモンド	6, 96	テストステロン	43
ダマジオ	67, 117	デルガド	107
体温変化	108	てんかん	56
体性神経系	11	定常状態の維持	39
帯状回	102	電気刺激法	149
大脳縦裂	14, 16	電気生理学的方法	154
大脳病理学	3	伝導失語	64
代理機能	57	伝播	29
脱分極	29		
妥当性	159	**と**	
単純細胞	132	トイバー	149
男性ホルモン	43	動因	115
短波長帯	133	統覚型失認	58
		動機づけ	115

ち

		統合失調症	35
		投射線維	20
注意	21	逃走	106
——障害	70	闘争と逃走	45
中心窩	125	頭頂葉	36, 50
中心視	126	等能力説	49
中心（ローランド）溝	50	読書障害	71
中枢神経系	11	——，後天性	72
——の解剖学的構造	12	——，発達性	72
中波長帯	133	読書障害児	72
聴覚	136		
——機能の研究法	86	**な**	
——機能のラテラリティ	95	内側	17
——系の構造	137	内側前脳束	116
——失認	58	内分泌系の構造	39
——の処理	140	内分泌腺の働き	41
調節	125		
長波長帯	133	**に**	
超皮質運動性失語	65	ニューロン	25

二重乖離の原則	149	バード	101
二次領野	51	パブロフ	107
日本語書字	63, 65	パペッツの情動回路	102
日本神経心理学会	8	バーミード記憶検査	159
日本人の聴覚機能のラテラリティ	95	バリント症候群	70, 71
乳頭体	102	ハンスフィールド	151
認知能力の障害	57	ハンチントン病	76
		背側	17

ね・の

		——ルート	132
音色	140, 141	白質	14
ノンレム睡眠	111	発達性読書障害	72
脳外傷	56	半球間マッチング	96
脳下垂体	40	半球機能差	77
脳幹	21	半球内マッチング	96
脳機能	83	半側空間無視	53, 70
——, 視野差と	83	反響回路	32
脳機能検査法の効用と限界	159	反衝損傷	56
脳機能障害の原因	55	反対色説	134
脳血液量	151	——, ヘーリングの	
脳血流量	151	反対処理	134
脳梗塞	56		

ひ

脳酸素消費量	151	ヒューベル	132
脳磁図	158	——とウィーゼル	132
脳出血	56	飛越運動現象	129
脳神経	21	被核	20
脳損傷による研究	148	比較神経心理学	7
脳地図, ブロードマンの	54	光トポグラフィ	154
脳		皮質	14, 18
——と系統発生	13	——下	18
——の解剖学的非対称性	78	——盲	37
——の機能	50	——連結性失語	65
——の機能区分	50	皮膚温	104
——の機能地図	74	皮膚電気反射	104
——の構造	14	尾状核	20
——の部位	50	尾側	17
脳波	110, 154	非錐体路系	75
脳ブドウ糖消費量	151	左半球	14
脳梁	14, 20	瞳	125
		表出性失語	62

は

		標準失語症検査	159
バイオフィードバック	105		
パーキンソン病	35, 76		
パチニ小体	142		

ふ

フォン ベケシー	138
フロイトの精神分析学	112
ブローカ	49
——失語	62
——領野	60
プロゲステロン	44
プロソディ	37, 61
ブロードベント	88
ブロードマン	53
——の1，2，3野	142
——の5，7野	142
——の17野	127
——の脳地図	54
——の41野	138
不応期	29, 31
副交感神経	45
副腎髄質	43
副腎皮質	43
——刺激ホルモン	43
複雑細胞	132
腹側	17
——ルート	132
符号化法	34
不随意運動	75
不全マヒ	76
物体失認	145
部分的等能力説	49
吻	20
吻側	17
分極	28

へ

ヘッシェル回	60
ヘーリングの反対色説	134
ベルガー	154
ヘルマンの格子	130
ヘルムホルツ	134
ペンフィールド	149
辺縁系	18, 21, 102
扁桃体	103

ほ

ポジトロンCT	149
ホメオスタシス	39
ポリグラフ	105
ホルモン	39
剖検	147
報酬	115
膨大	20
飽和度または彩度	135
保続	63
補足運動野	38, 75

ま

マイスネル小体	142
マックリーン	102
マヒ	76
マンセル表色系記号	135
末梢神経系	11
末梢での分析	130

み

ミエリン鞘	26
ミネソタ多面人格検査	159
右半球	14
右耳優位率	89

む

無痛覚症	114

め

メルケル触板	143
メンデル	24
名辞失語	65
瞑想	114
明度	135

も

モジュール	32
盲点	126
網膜	125
網様体	21, 108
網様体賦活系	21

索引

——，上行性	21
模倣行動	70

や・ゆ

ヤング	134
誘発電位	156

よ

陽電子断層撮影（PET）	149
抑制性	31
欲求	115
欲求，動因，報酬	115
読み書き障害	71
読み障害	72

ら

ラテラリティ	53, 77
——，健常成人の	93
——の研究法	82
ランビエ絞輪	26

り

リヒトハイム	3
——の失語図式	66
リボ核酸	25
離断脳	79
両眼視差	136

両手同時提示テスト	91
両耳分離聴テスト	86
——の裏づけ	89
——のメカニズム	88
領野	12, 35
臨界期8〜16週	44
臨床神経心理学	4
——のアプローチ	5

る

ルフィニ小体	145
ルリア	52

れ

レヴィ	79
レンズ	125
裂	14
連合型失認	58
連合線維	20

ろ

ロドプシン	126
ローランド溝	50

わ

ワトソン	25
和田法	7

欧文索引

A

ablation	147
α-blocking	156
accomodation	125
acquired dyslexia	72
action potential	9
adaptation	129
adrenal cortex	43
adrenal medulla	43
affective attack	106
afferent 感覚路	20
agonosia	57
agraphia	71
alexia	71
all or none	31
amacrine cell	126
amygdala	103
analgesia	114
androgen	43
angular gylus	60, 65
anterior commissure	20
anterior thalamus	102
aphasia	60
apperceptive agnosia	58
apraxia	67
arcuate fasciculus	60
ascending reticular activating system (ARAS)	21, 108
aspiration rate	104
association fiber	20
associative agnosia	58
astereognosis	36, 58, 145
ATCH	43
auditory agnosia	58
auditory canal	138
autonomic nervous system (ANS)	11, 45
axon	26

B

Balint 症候群	70
Bard, P.	101
Barger, H.	155
basal ganglia	18
bio-feedback	105
biopsy	147
blind spot	126
blood flow	104
blood pressure	104
brain pathology	3
brightness	135
Broadbent, D. E.	88
Broca, P.	49
Broca's aphasia	62
Broca 領野	60
Brodmann, K.	53

C

Cannon, W. B.	100
caudate	20
cell	12
cell body	26
central nervous system	11
central vision	126
cerebral ischaemia	56
chemicals	12
cingulate gyrus	102
circadian rhythm	108
Click R. F.	25
clinical neuropsychology	4
Cohen, G.	86
commissural fiber	20
comparative neuropsychology	7
complex cell	132
conduction aphasia	64
cone	125
constructional apraxia	68
corpus callosum	14, 20

cortex	14, 18	flight		106
Cortex	3	fMRI		153
cortical blindness	37	fovea		125
counter-coup	56	Freud, S.の精神分析学		112
cross-cuing	81	frontal lobe	36,	50
CTスキャン	151	functional asymmetry		77
		functional magnetic resonance imaging (fMRI)		153
D		functional substitution		57
Damagio, A.	67, 117	function system		12
D-CAT	159			
Delgado, J.	107	**G**		
dendrites	26			
depolarization	29	Gall, F. J.		48
developmental dyslexia	72	galvanic skin response (GSR)		104
diaschisis	57	ganglion 細胞		126
dichotic listening test	86	Gazzaniga, M. S.		92
digit cancellation test	159	gene		12
Dimond, S. J.	6, 96	genom		24
DNA	25	genu		20
dorsal root	23	Geschwind, N.		82
drive	115	global aphasia		65
dyslexia	71	gray matter		14
		gyrus		14
E		**H**		
ear drum	138			
effector	11	Halstead-Reitan 神経心理学検査		159
effernt 感覚路	20	haze		135
electrical brain stimulation (EBS)	106	heart rate		104
electroencephalograph (EEG)	110, 154	Helmholz		134
emotion	100	hemineglect		53
epilepsy	56	hemi-spatial neglect		70
equipotential theory	49	Hering の反対色説		134
estrogen	44	Herman の格子		130
event related potential (ERP)	156	Heschel's gylus		60
evoked potential (EP)	156	hippocampal commissure		20
excitatory	31	hippocampus		21
experimental neuropsychology	6	homeostasis		39
expressive aphasia	62	horizontal cell		126
external ear	138	Hounsfield, G. N.		151
		hue		135
F		Huntington 病		76
fight and flight	45	hypercomplex cell		132
fissure	14	hyperpolarization		29

hypocampus	102
hypothalamic drive theory	116
hypothalamus	18

I

ideational apraxia	68
ideomotor apraxia	68
idopsin	126
imitation behavior	70
incus	138
inhibitory	31
interactionist theory	49
interposition	136
intracranial haemorrage	56
involuntary movement	75

J

Jackson, H.	49
James・Lange 説	100

K

Kimura, D.	86

L

lateral geniculate body	127
lateral inhibition	130
laterality	53, 77
lateralization	77
learning experience	94
left hemisphere	14
lens	125
lesion	147
letter/word fluency test	159
Levy, J.	79
Lichtheim, K. の失語図式	66
Lictheim, K.	3
limbic system	18, 102
limb-kinetic apraxia	68
localization	140
localizationist theory	49
locus coeruleus	108
longitudinal fissure	14
loudness or intensity	140

Luria, A. R.	52
Luria‐Cristensen 神経心理学検査	159
Luria‐Nebraska 神経心理学検査	159

M

Maclean, P.	102
magnetic resonance imaging(MRI)	153
magneto-encephalogram(MEG)	158
malleus	138
mammillary bodies	102
medial forbrain bundle	116
MEG	158
memory trace	32
Mendel G. J.	24
Merkel's disks	143
MMPI	159
mood	100
motion parallax	136
motor aphasia	62
MRI	152
Munsell 表色系記号	135
muscle tention	104
myelin sheath	26

N

need	115
nerve impulse	28
nervous system	11
neural circuit	12
neural network	12
neurological disorders	56
neuron	25
Neuropsychologia	3
neurotransmitter	31
nigra substantia	20
nociception	145
non‐REM 睡眠	111
norminal aphasia	65
nucleus	14, 26

O

occipital lobe	37, 50
oppenent processes	134

optical topography	154	region	12, 35
optic chiasm	127	regional equipotential theory	49
optic nerve	126	relative localization theory	49
orbit	125	reliability	158
		REM	111
		——睡眠	111

P

Papez, J. W. の情動回路	102	repolarization	29
paradoxical sleep	111	reticular activation system (RAS)	21
parasympathetic nerve	45	reticular formation	21, 108
parietal lobe	36, 50	retina	125
Parkinson 病	76	retinal disparity	136
PASSAT 検査	159	reverberating loop	32
Pavlov, I. P.	107	Rey-Osterrieth の複雑図形	69
Penfield, W.	149	rhodopsin	126
peripheral nervous system	11	right ear advantage (REA)	89
peripheral vision	126	right hemisphere	14
phonemic paraphasia	63	RNA	25
pitch or frequency	140	rod	125
plasticity	32	rostrum	20
plenum temporale	82	Ruffini endings	145

S

polarization	28		
polygraph	105		
post‐mortem	147	saccades 現象	129
pre‐frontal cortex	38, 75	saturation	135
principle of double dissociation	149	Schizophrenia	35
progesterone	44	self‐stimulation	116
projection fiber	20	semantic paraphasia	63
propagation	29	sensory aphasia	63
prosopagnosia	58	sensory receptor	11
psychophysics	145	Silverberg, R.	94
psychophysiology	105	simple cell	132
psychosomatic illness	43	skin temperature	104
pupil	125	slow wave sleep 睡眠	111
putamen	20	SLTA	159
		somatic nervous system	11

R

		Sperry, R. W.	77
Ranvier's nodes	26	splenium	20
rapid eye movement	111	split brain	79
RBMT	159	stabilized retinal image	129
reading disabilities	72	stalking attack	106
receptive aphasia	63	stapes	138
refractory period	29, 31	Steven's law	145
regeneration	57	subcortex	18

sulcus	14
supplementary motor area (SMA)	38, 75
sympathetic nerve	45
synapse	12, 26

T

tactile agnosia	145
temporal lobe	37, 50
testosterone	43
Teuber, H.	149
texture gradient	135
thalamus	18, 127
thermoreception	145
threshold	30
timbre	140
transcortical aphasia	65
transcortical motor aphasia	65
transcortical sensory aphasia	65
traumatic brain injury (TBI)	56
tremor	20
trunk	20
tumor	56
tympanic membrane	138

U

utilization behavior	70

V

validity	158
ventricle	18
ventromedial prefrontal lobe の損傷	117
ventral root	23
vicarious functioning	57
visual agnosia	58
visual cortex	127
voluntary movement	73
von Bekesy	138

W

Western Aphasia Battery(WAB)	159
Wada test	7
WAIS-R	159
Watson J.	25
Weber & Fechner's law	145
Wernicke, C.	3
Wernicke 領野	60
what ルート	132
where ルート	132
white matter	14
Witelson, S. F.	91
WMS-R	159
Wundt, W.	2

Y

Young	134

Z

Zレンズ法	79

【著者略歴】

八田 武志
はっ た たけ し

1945年　滋賀県に生まれる
1968年　大阪市立大学文学部心理学科卒
1972年　大阪市立大学大学院文学研究科博士課程中退
1977〜8年　Wales University, University College,
　　　　　Cardiff 心理学教室
1981年　University of Western Australia 心理学教室
同年　　文学博士
1983年　Bar Ilan University, Israel 犯罪学教室
1990年　大阪教育大学心理学教室教授
1994年　名古屋大学情報文化学部教授
2001年　名古屋大学・大学院環境学研究科心理学講座教授
2008年　関西福祉科学大学健康福祉学部教授
　　　　名古屋大学名誉教授
2012年　関西福祉科学大学副学長
2014年　関西福祉科学大学学長
2023年　関西福祉科学大学名誉教授

〈著　書〉
大脳半球機能差に関する研究，風間書房，1982.
右脳左脳の心理学，有斐閣，1984.
伸びる育つ子供の脳，労働経済社，1986.
教育心理学，培風館，1987.
概説心理学，信山社，1993.
左ききの神経心理学，医歯薬出版，1996.
脳と行動のしくみ，医歯薬出版，1990.

〈訳　書〉
J. コーエン『行動の洞察』誠信書房，1977.
C. J. ゴールデン & S. アンダーソン『学習障害の子供たち』，ミネルヴァ書房，1982.
S. J. ダイヤモンド『神経心理学入門』ユニオンプレス，1982.
Georg P. Prigatano, 他『脳損傷のリハビリテーション』医歯薬出版，1988.

脳のはたらきと行動のしくみ　　ISBN978-4-263-23430-3

2003年10月10日　第1版第1刷発行
2024年7月10日　第1版第13刷発行

著　者　八　田　武　志
発行者　白　石　泰　夫
発行所　医歯薬出版株式会社

〒113-8612　東京都文京区本駒込1-7-10
TEL.（03）5395-7618（編集）・7616（販売）
FAX.（03）5395-7609（編集）・8563（販売）
https://www.ishiyaku.co.jp/
郵便振替番号00190-5-13816

乱丁，落丁の際はお取り替えいたします．　　印刷／製本・NPCコーポレーション
© Ishiyaku Publishers, Inc., 2003. Printed in Japan

本書の複製権・翻訳権・翻案権・上映権・譲渡権・貸与権・公衆送信権（送信可能化権を含む）・口述権は，医歯薬出版(株)が保有します．
本書を無断で複製する行為（コピー，スキャン，デジタルデータ化など）は，「私的使用のための複製」などの著作権法上の限られた例外を除き禁じられています．また私的使用に該当する場合であっても，請負業者等の第三者に依頼し上記の行為を行うことは違法となります．

[JCOPY] <出版者著作権管理機構　委託出版物>
本書をコピーやスキャン等により複製される場合は，そのつど事前に出版者著作権管理機構（電話03-5244-5088，FAX 03-5244-5089，e-mail : info@jcopy.or.jp）の許諾を得てください．